糖尿病患者居家自我照护手册

主 编　王艳梅　陆　敏

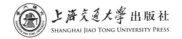

上海交通大学出版社
SHANGHAI JIAO TONG UNIVERSITY PRESS

内容提要

　　系统、全面、有效的疾病护理知识能够帮助患者提升居家自我照护能力。本书编写团队在长期临床护理工作中,受到诸多糖尿病病例的启发,将积累的疾病护理知识与技能编撰成册,从 12 个方面全方位展开,详细讲解,提出指导策略,全面讲述了糖尿病患者如何进行居家自我照护。通过一个个病例,患者能自觉将自身情况代入其中,增强阅读感受和获取知识的兴趣,帮助患者更好提升居家自我照护能力。本书适合糖尿病患者和相关医务工作者,也可作为科普读物供各年龄段人群参考阅读。

图书在版编目(CIP)数据

　　糖尿病患者居家自我照护手册/王艳梅,陆敏主编.
一上海:上海交通大学出版社,2024.9
　　ISBN 978-7-313-30499-5

　　Ⅰ.①糖… Ⅱ.①王…②陆… Ⅲ.①糖尿病-护理
一手册 Ⅳ.①R473.5-62

　　中国国家版本馆 CIP 数据核字(2024)第 062777 号

糖尿病患者居家自我照护手册

TANGNIAOBING HUANZHE JUJIA ZIWO ZHAOHU SHOUCE

主　　编:王艳梅　陆　敏
出版发行:上海交通大学出版社　　　　　地　　址:上海市番禺路 951 号
邮政编码:200030　　　　　　　　　　　电　　话:021-64071208
印　　制:上海颛辉印刷厂有限公司　　　经　　销:全国新华书店
开　　本:880mm×1230mm　1/32
字　　数:100 千字
版　　次:2024 年 9 月第 1 版　　　　　印　　次:2024 年 9 月第 1 次印刷
书　　号:ISBN 978-7-313-30499-5
定　　价:48.00 元

印　　张:4.5

编委会

序　一

随着经济和社会的发展,公众对健康的需求日益增加。在"健康中国"战略指引下,健康科普逐渐贯穿人们生活的各个方面。医疗机构是传递健康信息的权威中心,肩负着普及健康知识、提高公众健康素养的重大社会责任。

上海市浦东新区公利医院作为一家高品质的区域医疗中心,是辐射属地病患人群的主要阵地。多年来,医院高度重视健康促进与教育工作,成立健康管理中心,创建健康支持性环境,打造"浦公英"健康科普驿站,创作优秀科普作品,培养科普人才梯队,塑造医护团队的品牌影响力,充分利用互联网、移动客户端等新媒体传播健康知识,使健康素养促进政策在浦东开花结果,让健康知识惠及千家万户。

为提升优质科普的可及性和覆盖度,医院曾推出《高龄老人照护手册》《中医养生一天一年一生》等精品科普读物,将优秀科普文章精心汇编成《健康方向盘》(公利医院分册),获得大量受众的阅读与喜爱。在前期良好反响的激励下,编写团队深耕细作,拟编制慢性病居家护理科普系列读物,本次推出的是系列读物之一——《糖尿病患者居家自我照护手册》,从大量经典病例切入,将科学知识和规范技能娓娓道来,帮助糖尿病患者及家庭逐个扫除居家自我照护"盲区"。希望能够得到大家的支持和喜爱。

今后，医院将继续围绕心脑血管疾病、消化道疾病等关注度高的热点科普教育，不断优化科普形式，逐步建立以大众思维为导向的精准化健康科普，将更多听得懂、学得会、用得上的健康知识传递给百姓，让更多优质的医疗资源更广泛地惠及人民群众，为"健康中国"建设做出更大贡献！

上海市浦东新区公利医院院长

王 澎

2024 年 2 月

序 二

　　我国拥有庞大的糖尿病患者群体,糖尿病给个人、家庭和社会带来巨大负担,已影响到健康中国战略的实施与和谐社会的构建。随着大数据时代来临,患者及其家庭虽然可以通过媒体网络平台获取疾病相关信息,但由于糖尿病发病机制复杂,对居家自我照护的要求较高,需要了解并掌握高质量的疾病防治知识和技能,才能有效控制并发症,降低疾病危害,改变健康行为,改善生活品质。

　　为了让大众能系统、全面地了解糖尿病护理知识,破除认知误区,编写团队聚焦糖尿病患者居家自我照护过程中所涉及的饮食、运动、胰岛素注射、血糖监测、口服药、并发症等行为,推出《糖尿病患者居家自我照护手册》这本科普读物。本书从案例分析角度切入,以通俗的语言、清晰的数据,将糖尿病知识化繁为简,为大众提供实用的居家自我照护技能,书中每一条知识点都来自专业理论,每一个案例都源自护理过的患者。编写团队将他们丰富的护理相关专业理论和临床经验转化为通俗易懂的内容,用常见案例、实用要点,形成一个基于循证的、符合我们国家民众认知规律的、以受众为中心的精准科普内容,力求让每一位读者都能够看有所获、学有所得。正是这种深入浅出的编写策略,才能让健康知识融入每个人的日常生活。

　　健康教育与健康促进已被世界卫生组织确定为 21 世纪疾病预防与控制的三大战略措施之一。这是一项提高公众健康水平最根本、最经济、最有效的措施，而公立医院则成为了这一重要工作的主阵地。这本书的编写，亦是护理团队在发挥公立医院健康促进职能过程中的积极举措。

　　让我们一起为糖尿病患者的健康生活而努力！

上海市医学会糖尿病专科分会主任委员

冯　波

2024 年 2 月

前　言

居家自我照护是个体在居家过程中，通过一系列有意识的行为和习惯来维持和促进自身身体、心理和情感健康，是一种主动的健康管理方法。通过居家自我照护，个体可以更好地管理自己的健康，提高生活质量。

糖尿病是威胁人类健康和消耗健康资源的主要慢性疾病之一，其治疗有着一定的特殊性、系统性和复杂性，不是靠简单地吃药、打针就能解决的，还需要通过饮食控制、药物治疗、运动治疗及自我监测才能有效防控疾病进展，这对糖尿病患者的居家自我照护能力提出了较高要求。

系统、全面、有效的疾病护理知识能够帮助患者提升居家自我照护能力。编写团队在长期临床护理工作中，受到诸多糖尿病病例的启发，将积累的疾病护理知识与技能编撰成册，从12个方面全方位展开，对每一个方面的相关知识进行详细讲解，提出指导策略，给予护理小贴士提示，形成全面、整体的糖尿病居家自我照护知识体系。通过一个个病例，患者能自觉将自身情况代入其中，增强阅读感受和获取知识的兴趣，帮助患者更好地提升居家自我照护能力。

感谢医学百场公益讲座科普特色平台（二期）建设

（19DZ2308800）和上海市浦东新区卫生系统重点学科建设项目（PWZxk2017-10）对本书的资助。希望此书的出版，能够将糖尿病居家自我照护的科普知识传播给千家万户，为更多的糖尿病患者和家庭带去福音。

由于编者水平所限，本书在编写过程中难免有疏漏和不当之处，恳请各位同仁批评指正。

编　者

2024 年 3 月

目　录

第一章 认识糖尿病

王某,男性,46岁,10年前因多饮、多食、体重明显下降而去医院检查,发现空腹血糖为 10.9 mmol/L,餐后血糖为 13.6 mmol/L,确诊为糖尿病,当时未发现其他异常症状。近3年来血糖日波动幅度较大,控制不够理想。1年前,患者开始出现眼睑水肿,夜尿次数增多。半年前,患者出现颜面部及双下肢水肿。尿常规检查发现尿蛋白(＋＋＋),同时伴有食欲不振、面色欠佳、头晕、乏力等症状。肾功能检查结果示血肌酐 315 μmol/L,确诊为糖尿病肾病。

以上案例中,王某是一位明确诊断为 2 型糖尿病的患者。那么首先,我们来了解一下什么是糖尿病。

一、糖尿病的起源

早在几千年前,人们就已经开始认识糖尿病。公元前 1550 年左右,古埃及医书中就曾记载一种"多尿"的疾病。直到公元前 4 世纪,印度的两位医生发现这种多尿病患者的尿液可以引来大量的蚂蚁,尿中带有甜味。经过进一步的研究发现,这种"多尿"的疾病可以世代相传,并且分为两种类型:一种以消瘦、脱水、多尿和疲惫为特征,另一种表现为身材粗壮、贪食、肥胖。将近公元元年,两位罗马医生将这种"多尿"的疾病命名为"diabetes mellitus",即糖尿病。"Diabetes"的含义为"消耗、多尿","mellitus"的含义为"糖、甜的"。

◈ 二、糖尿病的定义和典型症状

现代医学对糖尿病的定义:糖尿病是由多种病因引起的,以长期高血糖为特征,由胰岛素分泌不足、胰岛素作用缺陷或二者同时存在而导致碳水化合物、脂肪和蛋白质代谢紊乱的代谢性疾病。临床特征为高血糖,大多患者无明显症状,典型病例可出现多尿(尿量和排尿次数增多)、多饮(老是感觉口渴,不停地喝水)、多食(易产生饥饿感,食欲亢进,老有吃不饱的感觉,甚至每天吃五六次饭,主食达 $1\sim1.5\,kg$,副食也比正常人明显增多,还不能满足食欲)、体重下降(短期内体重下降超过正常标准的 10%),即"三多一少"症状。糖尿病可引起多种急慢性并发症,急性并发症有糖尿病酮症酸中毒、高血糖高渗性昏迷等高血糖急症,而长期的血糖增高可引起大血管、微血管受损并危及心、脑、肾、周围神经、眼睛、足等组织器官,对患者造成严重的生理、心理及经济负担。

◈ 三、糖尿病的流行现状

目前,糖尿病已在全球范围内流行,近年来糖尿病患者年轻化的趋势日益明显,成为继肿瘤、心脑血管疾病之后威胁人类健康和生命安全的第三大慢性非传染性疾病,它具有患病率高、并发症及合并症多、致残致死率高等特点,给社会及人类健康带来沉重负担。截至 2019 年,全球约有 4.63 亿的成年人患有糖尿病,我国糖尿病人数为 1.164 亿,位居全球第一,并以 2 型糖尿病为主。近 30 年来,我国糖尿病患病率呈快速增长趋势。1980 年首次启动的全国 14 省糖尿病流行病学调查结果显示我国糖尿病患病率为 0.67%,2019 年糖尿病患病率上升为 12.8%,在短短 40 年间,我国糖尿病的患病率增长了将近 20 倍,预计 2045 年我国将有 1.5 亿糖尿病患者。我国糖尿病患者不仅人数庞大、增长迅猛,而且还存在知晓率低、治疗率低、达标率低等问题。如何传播普及糖尿病相关知识,是糖尿病防治、教育工作的重要内容。

◆ 四、糖尿病易患人群

成年人具有下列任何 1 个及以上危险因素者为糖尿病易患人群。

(1)年龄≥40 岁。

(2)有糖尿病家族史(即父母、祖父母等一级亲属患有糖尿病者)。

(3)超重:体重指数(BMI)≥24 kg/m^2;肥胖:BMI≥28 kg/m^2;中心型肥胖(男性腰围≥90 cm,女性腰围≥85 cm)。

(4)有糖尿病前期史,包括餐前有低血糖现象发生,如心慌、出冷汗、手抖、有饥饿感等,吃糖后缓解者。

(5)缺乏体力活动、长期静坐者。

（6）有巨大儿分娩史或妊娠期糖尿病病史的女性。

（7）有多囊卵巢综合征、黑棘皮病（颈部、腋下等处皮肤增厚伴色素沉着，并形成较多不规则的褶痕）者。

（8）有动脉粥样硬化性心血管疾病史。

（9）有高血压或正在接受降压治疗者。

（10）血脂异常[高密度脂蛋白胆固醇＜0.90 mmol/L 和（或）甘油三酯＞2.22 mmol/L]或正在接受调脂药治疗者。

（11）有类固醇药物使用史或长期接受抗精神病药物治疗者。

（12）精神心理压力长期负荷过大。

第二章　健康饮食

一、科学饮食好处多

　　合理的饮食控制是 2 型糖尿病治疗的基础,均衡、全面的营养有益健康,合理控制热量摄入,维持标准体重,可使血糖有所改善,减轻胰岛负担,纠正代谢紊乱,预防并发症的发生与发展。个体化饮食方案促进和支持健康饮食模式,强调营养丰富食物的合适配比,改善整体健康是糖尿病自然病程中任何阶段的预防和控制所不可缺少的措施。

案　例

　　姜婆婆,65 岁,诊断为糖尿病两年,为了控制血糖,她一直不敢吃饭,平时以饼干、南瓜为主食,人也慢慢地消瘦下来,体重减轻了 10 kg。门诊复诊时,测空腹血糖仍有 9 mmol/L,餐后血糖 13 mmol/L。姜婆婆忧心忡忡地说:"我没有吃饭,为什么血糖还是那么高?"

　　姜婆婆的情况,很多被初诊为糖尿病的患者都会碰到。首先,我们要对饮食控制和营养治疗糖尿病有正确的认识。

每个糖尿病患者都要进行饮食控制，就是我们常说的"管住嘴"，具体要实现哪些目标呢？

（1）维持合理体重：理想体重（kg）＝身高（cm）－105，在此值±10％以内均属正常范围，＜20％为消瘦，＞20％为肥胖。

（2）提供均衡营养的膳食：定时定量进餐，保证各类营养物质摄入均衡。

（3）达到并维持理想的目标血糖水平：一般情况下，年龄＜60岁的患者空腹血糖在4.4～6.0 mmol/L、餐后2小时血糖在4.4～8.0 mmol/L；年龄≥60岁的患者空腹血糖＜7.0 mmol/L、餐后2小时血糖＜10.0 mmol/L。

（4）减少心血管疾病的危险因素，如高血压、吸烟、微量白蛋白尿等。

（5）减轻胰岛素抵抗，降低胰岛β细胞负荷。

问：饮食享受和饮食控制不能兼得吗？

答：拒绝错误认识：① 饮食控制等于不能吃、不能喝！

② 糖尿病无所谓，饮食享受就是大吃大喝！

掌握科学观点：① 科学的糖尿病饮食治疗应贯穿始终。

② 科学饮食：在控制好病情的同时也能享受美食！

二、科学饮食"三原则"

糖尿病患者要尽量满足生理需要的能量和营养，达到并维持理想体重,学会制订合理的饮食计划,这样能够帮助糖尿病患者主动养成良好的饮食习惯,使血糖得到控制,提高生活质量。

案 例

　　季老伯,70 岁,自从 5 年前被诊断为 2 型糖尿病后,就听从医护的建议,告别了无肉不欢的饮食习惯。坚持总量控制、均衡膳食,主食定量、少量多餐,主食以五谷杂粮为主,慎吃零食、控制主食等原则控制血糖。近年来糖尿病并发症检查中各项指标都控制得不错,血糖也一直处于正常范围内。

　　季老伯是 2 型糖尿病患者,在医护人员的指导下,通过营养治疗改变了不良的饮食习惯,血糖控制一直正常。那么饮食控制应遵循什么样的原则呢?

　　在由营养师评估营养状况的情况下,设定合理的目标,控制总能量的摄入,合理、均衡地分配各种营养素,达到患者的代谢控制目标,并尽可能满足个体饮食喜好。掌握科学饮食"三原则":①合理控制总热量,其中碳水化合物占 50%～55%、脂肪占 25%～30%、蛋白质占 10%～15%。②少吃多餐,定时定量。③平衡膳食,选择多样化。

◆ 三、合理饮食"三部曲"

　　糖尿病患者需遵从糖尿病饮食治疗原则,合理控制总能量摄入,饮食合理搭配,主动养成良好的饮食习惯,进行饮食管理,并配合药物治疗及运动疗法。

> ···· **案 例** ····
>
> 　　王阿姨患糖尿病10年,血糖一直控制得不错,她主要是根据医护的指导进行合理饮食,一日三餐的主食摄入定量,少量多餐,可略微调整。选择不同类型的碳水化合物对餐后血糖也是有不同影响的,应选择低升糖指数及血糖负荷的主食与副食进行搭配,从而有利于餐后血糖的控制。

　　王阿姨是确诊为2型糖尿病长达10年的患者,在医护人员的指导下,已经养成合理的饮食习惯。有效进行饮食控制,我们首先要学会的是每日饮食"三步曲",分别是:①确定每日饮食的总热量;②计算每日所需的食物交换份;③合理分配一日三餐。

1. 确定每日饮食的总热量

　　首先要计算理想体重,理想体重(kg)＝身高(cm)－105。

　　然后根据理想体重估算自己的胖瘦。

　　(1) 正常:在理想体重±10％之间。

　　(2) 肥胖:大于理想体重20％以上。

　　(3) 消瘦:小于理想体重20％以上。

> ···· **案 例** ····
>
> 　　王先生,45岁,从事办公室工作,身高170 cm,体重85 kg。

　　计算理想体重和体型:

　　(1) 王先生的理想体重为170－105＝65(kg),故现在属于肥胖。

（2）不同体力劳动的热量需求见下表。根据胖瘦和劳动强度，可知王先生每日每千克理想体重所需热量为 20～25 kcal。

劳动强度	举例	所需热量[kcal/(kg·d)]		
		消瘦	正常	肥胖
卧床休息	——	20～25	15～20	15
轻体力劳动	办公室职员、教师、售货员、简单家务	35	30	(20～25)
中体力劳动	学生、司机、外科医生、体育教师、一般农活	40	35	30
重体力劳动	建筑工、搬运工、冶炼工、重的农活、运动员、舞蹈者	45	40	35

2. 计算每日所需的食物交换份

将食物分成四大类（八小类），即谷薯类（谷薯类）、菜果类（蔬菜类、水果类）、蛋类（大豆类、奶类、肉蛋类）、油脂类（坚果类、油脂类），每份食物的热量为 90 kcal。同类食物之间可选择互换，非同类食物之间不得互换。

（1）计算王先生每日所需要的总热量：每日所需总热量＝理想体重×每千克所需要的热量＝65×（20～25）＝1 300～1 625（kcal）。

（2）根据每日所需总热量可以计算出一天所需的食物交换份的总份数：每份食物的热量为 90 kcal，（1 300～1 625）÷90＝14～18 份。可选择 16 份，总热量为 1 440 kcal；如果王先生的体重降到正常，可以选择 18 份。

3. 合理分配一日三餐

（1）营养素的分配：碳水化合物 50%～55%、脂肪 25%～30%、蛋白质 10%～15%。

（2）一日三餐最常见的分配方案是早餐 1/5、午餐 2/5、晚餐 2/5 或早餐、午餐、晚餐各占 1/3 的热量。则食物交换份分配如下：早餐 3 份（或 5 份）、中餐 6 份（或 5 份）、晚餐 6 份（或 5 份）。食物交换份表见下。

食物	重量(g)	食物	重量(g)
等热量谷薯类食物交换表（每份提供热量 90 kcal、碳水化合物 20 g、蛋白质 2 g）			
大米、小米、糯米、薏米	25	红豆、绿豆、芸豆、干豌豆	25
高粱米、玉米糁、玉米面	25	烧饼、烙饼、馒头	35
面粉、米粉、混合面	25	咸面包、窝头、切面	35
挂面、龙须面、燕麦片	25	土豆、芋头	100
莜麦面、荞麦面、苦荞面	25	湿粉皮	150
通心粉、干粉条、干莲子	25	鲜玉米（带棒心）	200
苏打饼干	25		
等热量蔬菜类食物交换表（每份提供热量 90 kcal、碳水化合物 17 g、蛋白质 5 g）			
大白菜、圆白菜、菠菜、油菜	500	白萝卜、青椒、茭白、冬笋	400
韭菜、茴香、芹菜、茼蒿	500	南瓜、菜花	350

食物	重量(g)	食物	重量(g)
苤蓝、莴笋、油菜苔、苦瓜	500	豇豆、扁豆、葱头、蒜苗	250
西葫芦、番茄、黄瓜、冬瓜	500	胡萝卜	200
茄子、丝瓜、芥蓝菜、塌棵菜	500	山药、荸荠、藕、凉薯	150
苋菜、龙须菜、豆芽、鲜蘑菇	500	茨菰、鲜百合	100
水发海带	500	毛豆、鲜豌豆	70
等热量水果类食物交换表（每份提供热量90 kcal、碳水化合物21 g、蛋白质1 g）			
柿子、香蕉、鲜荔枝	150	草莓	300
梨、桃、苹果、橘子、橙子	200	西瓜	500
柚子猕猴桃、李子、杏、葡萄	200		
等热量大豆类食物交换表（每份提供热量90 kcal、碳水化合物4 g、蛋白质9 g，脂肪4 g）			
腐竹	20	北豆腐	100
大豆、大豆粉	25	南豆腐	150
豆腐丝、豆腐干	50	豆浆（黄豆1份加水8份）	400
等热量奶类食物交换表（每份提供热量90 kcal、碳水化合物6 g、蛋白质5 g，脂肪5 g）			

食物	重量(g)	食物	重量(g)
奶粉	20	牛奶、羊奶	160
脱脂奶粉、乳酪	25	无糖酸奶	130
等热量坚果类食物交换表（每份提供热量 90 kcal、脂肪 10 g）			
核桃、杏仁、花生米	15	西瓜子（带壳）	40
葵花子（带壳）、南瓜子（带壳）	25		
等热量肉蛋类食物交换表（每份提供热量 90 kcal、蛋白质 9 g、脂肪 6 g）			
瘦猪、牛、羊肉，鸡、鸭、鹅肉	50	肥瘦猪肉	25
排骨	70	熟火腿、香肠	20
无糖叉烧肉、午餐肉、大肉肠	35	酱牛肉、酱鸭	35
鸡蛋、鸭蛋、松花蛋、鹌鹑蛋	60	鸡蛋清	150
带鱼、黄鱼、草鱼、鲤鱼、鲫鱼	80	鲢鱼、甲鱼、鳝鱼、比目鱼	80
对虾、青虾、鲜贝	80	兔肉、蟹肉、水发鱿鱼	100
水发海参	350		
等热量油脂类食物交换表（每份提供热量 90 kcal、脂肪 10 g）			
花生油、玉米油、菜籽油	10	豆油、红花油、香油	10
猪油、牛油、羊油、黄油	10	芝麻酱	15

四、糖尿病患者如何吃主食

糖尿病患者的主食方案要根据不同人群制订。

1. 普通膳食

普通膳食适用于体重大致正常,一般状况较好的患者。每日主食 250～400 g,轻体力活动者 250 g,中体力活动者 300 g,消瘦或重体力活动者 350～400 g。动物性蛋白质 100～200 g,油 10～20 g,蔬菜 1 000～1 500 g。

2. 低热量膳食

低热量膳食适用于肥胖者,主食及副食按上述减少 10%以上。

3. 高蛋白膳食

高蛋白膳食适用于儿童、孕妇、乳母、营养不良、消耗性疾病者,主食可比普通膳食增加 10%以上,动物性蛋白质增加 20%以上。

> ········· **案　例** ·········
>
> 　　李大爷,60 岁。自从被查出糖尿病后,为了控制血糖,一直不吃米饭及各种主食。门诊复诊时,监测血糖仍偏高,并且体重减轻 12 kg。医生针对他的情况进行了综合的健康指导。
>
> 　　控制饮食就是不吃主食,特别是不吃饭,这是很多糖尿病患者的一大误区。长期不吃主食,不仅会使体质变差,而且会造成患者酮体生成增多,更易导致酮症酸中毒。

李大爷通过长期不吃主食来控制血糖显然是片面的。现在我们就来讲讲主食包含哪些，怎样吃主食。

主食即为谷薯类，谷类包括米、面、杂粮，薯类包括马铃薯、甘薯、木薯等。它主要提供碳水化合物、蛋白质、膳食纤维、B族维生素，是中国传统膳食的主体，是能量的主要来源。成人每天摄入250～400g为宜。注意粗细搭配，每天吃50～100g粗粮。

"不吃或少吃主食可以更好地控制血糖"这种说法是错误的！

五、糖尿病患者如何吃水果

案　例

李大妈患糖尿病8年，平时口服降糖药，血糖控制稳定，但入夏以来血糖大幅升高。门诊复诊时李大妈很是疑惑：自己没有多吃饭，肉也不敢多吃，为什么血糖会升高呢？医生问："天热了有没有多吃水果？"李大妈回答道："当然了，我最喜欢吃西瓜，天那么热，一般会饭后吃半个西瓜，很解暑。"医生说："原因找到了，就是水果惹的祸。"

水果中不仅含有维生素、微量元素、丰富的膳食纤维，还有类胡萝卜素、类黄酮、花青素等有益于健康的物质。因此，为了达到营养均衡，血糖已获控制后可以吃适量的水果。李大妈是吃了大量的西瓜导致血糖不稳定。那水果要怎么吃才合适呢？

1. 吃水果的前提条件

（1）血糖控制得比较理想。

（2）空腹血糖<7 mmol/L。

（3）餐后血糖<10.0 mmol/L。

（4）糖化血红蛋白<7.5%。

（5）病情稳定（不经常出现高血糖或低血糖的情况）。

2. 吃水果的最佳时间

吃水果的最佳时间为两餐之间。

误区提醒：水果不能立刻在餐后吃，否则会使血糖水平更高

糖尿病患者到底能不能吃水果，能吃什么水果，能吃多少，要通过吃水果前后血糖的监测结果来决定。根据水果含水量或含糖量的不同，根据其消化吸收快慢的不同，自己设计，选择监测吃水果后半小时、1 小时、2 小时，或自己设定时间的血糖，做吃水果的实验。实验的时候不要今天吃这种水果，明天吃那种水果，最后也搞不清哪种能吃、哪种不能吃。应当在 1 周或更长的时间内试验吃一种水果，并且根据自己监测吃后的血糖反应，找出一定规律。只要将血糖控制在合理的范围内，还是可以享受水果的甘甜的。

---

3. 常见水果含糖量

糖尿病患者虽然不禁止吃水果，但由于水果本身含有一定的热量，需将每天所食用的水果都计算入总热量中，以达到控制总能量摄入的目的。水果种类繁多，不同水果的含糖量都不一样，糖尿病患者应尽量选择低含糖量的水果。

一般推荐每天吃水果的量为一个食物交换份,具体详见前面的食物交换份表。下面列举几种常见水果每100 g中的含糖量。

(1) 推荐食用:每100 g水果含糖量<10 g,每100 g提供20～40 kcal,如番茄、西瓜、柠檬、柚子、草莓、樱桃等。

(2) 慎重食用:每100 g水果含糖量11～20 g,每100 g提供50～90 kcal,如桂圆、苹果、香蕉、梨、橙子、芒果等。

(3) 不宜食用:每100 g水果含糖量>20 g,每100 g提供100 kcal,如榴莲、鲜枣、椰子、黄桃、荔枝、葡萄等。

虽然建议选择低含糖量的水果,但仍要避免过量食用。

4. 血糖生成指数

除关注摄入水果的量和含糖量外,还要兼顾食物的血糖生成指数及血糖负荷。血糖生成指数(GI)是指食物在进入人体30分钟后造成血糖升高的程度,一般把它们分为3类:①GI<55,为低糖生成指数食品。②GI在55～75,为中等糖生成指数食品。③GI>75,为高糖生成指数食品。GI越低,对血糖的影响越小。

排在第一档的3种水果:柚子,GI为25;鲜桃,GI为28;樱桃,GI为22。

排在第二档的3种水果:苹果,GI为36;梨,GI为36;柑橘,GI为43。

排在第三档的3种水果:熟香蕉,GI为52;猕猴桃,GI为52;菠萝,GI为66。

对比一下:主食中米饭的GI为83.2,馒头的GI为88.1。

香蕉和干果中的栗子、白果、腰果、开心果,其主要成分是淀粉,吃这些食物要算入主食的量。

◈ 六、糖尿病患者如何吃蔬菜

糖尿病患者应科学选择蔬菜,保证营养摄入的均衡。

▶ 案　例 ◀

　　陈老太患有糖尿病10年,平时血糖控制良好。她自从诊断为糖尿病后,就听从医护的建议,改正自己不良的饮食习惯。饮食清淡,做菜主要为清炒或清蒸,减少各类调味料。多食用各种蔬菜和菌菇类,其维生素含量丰富,含糖量低,不产生热量,提倡多吃。每天换各种品种不同的蔬菜,可以保证营养全面均衡。

　　陈老太是食用了各种蔬菜和菌菇类。那究竟要吃多少蔬菜,要怎么吃才合适呢?

　　我们要注意保证蔬菜的摄入,蔬菜含水分多,能量低,是提供微量营养素、膳食纤维和天然抗氧化物的重要来源。

　　每天蔬菜摄入量要达到 $300\sim500\,g$,最好深绿色叶状蔬菜约占一半。

◈ 七、油脂和调味料的摄入要合理

糖尿病患者应科学摄入油脂及调味料,既能更好地维持血糖的稳定,又能保证患者营养充足。

　　小万确诊糖尿病已经 3 年了,日常严格控制饮食,但偏爱吃油炸、酱烧以及腌制的食物。门诊咨询医护后,根据科学的饮食原则,制定更适合患者的饮食方案:油脂和调味料的摄入要适当,烹饪食物时放多少油和调味料,最关键是要严格按照总量控制的原则搭配,保持热量均衡。

　　小万偏爱吃油炸和酱烧以及腌制的食物。那究竟是否可以吃,要怎么吃才合适? 首先,油脂和调味料的摄入注意不要过量,每日油脂类摄入量应不超过 25~30 g。在允许范围内尽量选择富含多不饱和脂肪酸和单不饱和脂肪酸的食物,如葵花籽油、豆油、玉米油、橄榄油、茶油、菜籽油等。应经常更换烹调油的种类,警惕看不见的油脂——坚果类。调味料是日常烹饪不可缺少的食材,但部分调味料是厨房中隐藏的"高糖食物",如蚝油、番茄酱、甜面酱、腐乳、花生酱、豆瓣酱,这些调味料不适合糖尿病患者食用。

◈ 八、糖尿病与饮酒

　　糖尿病患者是否可以饮酒,对血糖是否有影响?

　　张老伯患糖尿病 10 年,平时口服降糖药治疗,血糖控制良好。1 周前老同事叫张老伯一起去外地游玩,中午欢聚一起几杯酒下肚。下午在一个景点爬山途中,张老伯满头大汗,面色苍白,全身无力,同事赶紧扶他坐下,吃点东西后症状好转。

张老伯饮酒后出现了低血糖。那究竟是否可以饮酒,怎么饮酒合适?

建议:

(1) 饮酒会让血糖难以控制,不推荐糖尿病患者饮酒。

(2) 如要饮酒女性一天不超过 15 g(等于啤酒 450 ml、葡萄酒 150 ml 或低度白酒 50 ml),男性不超过 25 g,每周不超过 2 次。

(3) 饮酒后应扣除相应能量的主食。

(4) 应警惕酒精可能诱发的低血糖,避免空腹饮酒。

九、饮食"口诀"助健康

案　例

王阿姨患糖尿病 5 年,平时血糖偏高。她有一位亲属发现王阿姨这种情况,就找到王阿姨,询问糖尿病患者平时如何饮食。王阿姨这才恍然大悟,糖尿病还需要注意什么吗?我都不知道啊!

王阿姨这种情况日常很多患者都经常遇到,有哪些诀窍可以让我们更好地控制饮食呢?

1. 每日饮食:"12345"原则

(1) 1 袋牛奶。

(2) 200~250 g 碳水化合物。

(3) 3 个单位优质蛋白:1 单位优质蛋白＝猪肉 1 两＝鱼 2 两＝鸡蛋 1 个。

（4）4 句话：有粗有细，不甜不咸，少吃多餐，七八分饱。

（5）500 g 蔬菜。

2. 食物种类多样化(肉类的选择)

（1）吃 4 条腿的不如吃 2 条腿的。

（2）吃 2 条腿的不如吃没有腿的。

3. 掌握糖尿病饮食口诀

（1）放慢吃饭速度，每口饭菜嚼 20 次。

（2）讲究吃饭顺序，先吃菜再吃饭。

（3）少食多餐，分餐解饿。

（4）生活快乐，笑口常开。

◆ 十、节假日饮食莫忘控糖

糖尿病患者节日期间正确饮食也很重要。

案　例

　　孔先生患糖尿病 5 年，在医生的指导下，平时血糖控制不错。春节回老家与亲朋好友团聚，按照当地的习俗，天天走亲访友，难免大鱼大肉，推杯换盏。在一次酒宴上，她感到恶心、呕吐、腹痛难忍，家人送他去急诊，检测血糖升高至 24 mmol/L，尿酮阳性，考虑为糖尿病的急性并发症——酮症酸中毒。经过紧急治疗，才死里逃生。

　　孔先生这种情况日常很多患者都会碰到，有哪些诀窍可以让我们更好地享受节日的饮食呢？

- 节日饮食总原则：管住嘴，诱惑要抵制。
- 控制总热量，规律饮食，避免油腻，切忌暴饮暴食。
- 坚果类不要过量食用。
- 无糖糕点也不能多吃，要计入总热量中。
- 保健品不能随意吃，更不能替代药物，建议咨询医生。
- 尽量煮着吃，不要炸。
- 吃时不要贪快，同时吃一些高纤维蔬菜。
- 咸味的元宵也不宜多吃。
- 血糖控制不理想时，选择低热量食物。

粽子可以吃吗？

粽子控制数量，每次只吃一个，每天吃一顿减去相应的主食摄入量；配一些蔬菜，增加膳食纤维的摄入；清淡的绿茶能促进糖代谢，助消化。

无糖月饼真的"无糖"吗？

使用甜味剂代替蔗糖，而其他制作原料不变，热量仍远高于一般主食。正确的吃法：应减少相应的主食及油脂摄入量；饮食以清淡为主，多吃青菜、豆类和蘑菇等高膳食纤维食品；若月饼多吃了两口，需增加运动量，帮助消耗掉过多的热量。

小贴士

糖尿病患者应主动养成良好的饮食习惯，进行饮食管理。

（1）建议根据患者的 BMI 和活动量制订患者的能量摄入方案，科学选择水果摄入，合理分配餐次。

（2）合理安排餐次，控制碳水化合物、蛋白质等各种营养素摄入比例及具体量,限制患者饮酒,科学选择水果。

(3) 为预防出现低血糖,建议患者两餐之间补充主食,可睡前加餐蛋白质类食物。

这里给大家介绍一种简单的糖尿病手掌饮食法则。

(1)拳头量——碳水化合物:可以选用相当于自己两个拳头大小的淀粉类食物,如馒头、花卷、米饭等,就可以满足一天碳水化合物的需求量了。水果的一天需要量则相当于1个拳头大小。

(2)掌心量——蛋白质:50g 的蛋白质相当于掌心大小、约为小指厚的一块。每天吃 50～100g 的蛋白质即可满足一天需求。

(3)两手抓量——蔬菜:两只手能够抓住的菜量(1 把)相当于 500g 的量,每天进食 500～1000g 蔬菜即可满足需要。当然这些蔬菜都是低碳水化合物蔬菜,如绿豆、豆芽、卷心菜等。

(4)拇指尖量——脂肪:要限制脂肪(黄油)的摄入,每天仅取拇指的尖端(第一节)就足够。

第三章 科学运动

一、规律运动益处多

4月底的一天,邱小姐来门诊咨询。今年年初她查出血糖高,被诊断为糖尿病,需要服用降糖药物治疗。她体型肥胖,平时不喜欢运动,虽然医护人员要求她规律运动,但她将信将疑:以前她也运动过一阵子,结果体重不减反增。

运动真能控糖吗?

糖尿病患者规律运动可以:

(1)改善胰岛素敏感性(是对胰岛素抵抗的程度的一种描述,胰岛素抵抗越强,敏感性越低,单位胰岛素的治疗效果就越差)。

(2)改善肌肉与脂肪的比例。

(3)预防和治疗糖尿病并发症。

(4)改善心理状态及心肺功能。

如果通过科学的生活方式干预,仍无法控制好血糖,建议咨询医生,选择适合的药物。

二、运动的"三大纪律、八项注意"

···· **案 例** ····

　　丁阿姨，患糖尿病10余年，平素口服降糖药控制血糖，近期血糖控制欠佳，来院就诊。询问患者平日如何控制血糖，患者诉吃完饭就散步数分钟。平日剧烈运动后曾出现低血糖症状，患者便抗拒运动，怕出现低血糖。

糖尿病患者应该如何运动，运动时应注意哪些问题？

1."三大纪律"

（1）运动时要遵循"循序渐进"的原则，请专业人员与病友一起确定运动目标。

（2）哪些糖尿病患者适合运动？①病情控制稳定的2型糖尿病；②体重超重的2型糖尿病；③稳定的1型糖尿病；④稳定期的妊娠糖尿病。

（3）哪些糖尿病患者不适合运动？①糖尿病酮症酸中毒；②严重的眼底病变；③严重糖尿病肾病；④严重糖尿病足；⑤严重心脑血管疾病（不稳定性心绞痛、严重心律失常）；⑥合并急性感染；⑦新近发生血栓；⑧血糖控制不佳，波动明显。

2."八项注意"

（1）运动方式：

● 运动方式应基于每个人的健康程度和平时的运动习惯。

● 其中最有效的有氧运动是运用大肌肉群完成持续或间歇的

运动。

- 主要包括：步行、慢跑、骑自行车、跳绳、划船、爬楼梯、游泳。

（2）运动频率和持续时间：

- 运动频率为每周 3～7 次。

- 运动时间为每次 30 分钟左右，但不包括热身和结束后的整理运动。

- 研究表明，即使是每周仅 2 小时的步行，也能使糖尿病患者的全因死亡率下降 39%，心血管事件诱发的死亡率下降 34%。

（3）运动强度：

- 简易计算法：运动时保持脉率（次/分钟）＝170－年龄（岁）。

- 自身感觉：周身发热、出汗，但不是大汗淋漓；或者微微气喘但还能与同伴正常交谈。

举例：

1 名 58 岁男性病友，达到中等运动强度的脉率为：

$$170－58＝112（次/分钟）$$

（4）运动时机：

- 推荐的运动时机：中国糖友多为餐后血糖高，从吃第一口饭算起，运动宜在餐后 1～3 小时内，运动时间相对固定。

- 不适当的运动时机：不要空腹运动，不要在正午阳光暴晒时运动，不要在寒冷的早晨运动，不要在早晨浓雾还未散去时运动，不要在注射胰岛素和口服降糖药物发挥最大效应时运动。

（5）运动前评估：

- 做心肺功能检查，如血压、心率、肺活量、心脏功能等。

● 做糖尿病方面的检查。

● 在医生、护士的指导下制订运动方案。

(6) 运动前场地服装选择：

● 选择环境好且安全的运动场地。

● 选择宽松、吸汗的棉线衣服。

● 穿大小适中的鞋子和松口的棉线袜。

● 天气不好时选择室内运动。

⚠ **胰岛素治疗患者的运动注意事项**

● 运动前将胰岛素注射在腹部，避免肢体活动使胰岛素吸收加快、作用加强，易发生低血糖。

● 如果运动量较大，可适当减少运动前胰岛素(尤其是短效胰岛素)的剂量，也可在运动前及运动中间适当加餐。

● 胰岛素泵使用者不宜做剧烈、较大幅度的运动，以免泵管脱出，较好的运动方式为散步和做四肢关节的轻柔动作。

温馨提示：使用胰岛素的病友一定要在医生的指导下运动！

(7) 运动中自我感受：

● 注意心率变化及感觉，以掌握运动强度。

● 随身携带急救卡及糖块、饼干等，如发生意外及低血糖反应时可及时处理。

● 需热身5～10分钟。

● 天气炎热时，应及时补充水分，但不能一次性过多饮水；天气寒冷时要注意保暖。

（8）运动中不适情况的处理：

● 如出现低血糖症状可立即服用随身携带的糖果。

● 若出现乏力、胸闷、憋气及腿痛等不适，应立停止运动，原地休息。

● 夏季运动避免中暑，一旦出现中暑症状，立即到阴凉通风处坐下，喝些凉开水，尽量呼吸新鲜空气，切忌饮用汽水、果汁等甜饮料。

● 以上情况如不缓解请及时就医。

（9）运动后的注意点：

● 不忘整理运动：运动即将结束时，应做 5～10 分钟的恢复整理运动，并逐渐使心率降至运动前水平，不要突然停止运动。

● 不要立即洗凉水澡：可休息一段时间后（心率降至运动前水平）再洗澡，最好洗温水澡，及时补充水分。

● 及时擦汗，避免着凉：立即更换汗湿的衣服，不要立即进空调房。

● 运动后监测一次血糖：掌握运动强度和血糖变化的规律，如出现低血糖，可适当降低运动强度。

● 检查双脚：有无红肿、青紫、水疱、血疱、感染等。

● 注意运动后的感觉：若出现持续性疲劳、运动当日失眠、运动后持续性关节酸痛等不适，则表示运动量过大。

● 长时间、大运动量的运动结束后饭量也需适当加大：如郊游、爬山等。

3. 其他注意事项

● 运动可引起食欲增加，应合理安排进食及运动时间。

● 结伴出行,告知同伴低血糖的处理措施。

● 注意饮水,如无法随身带水,可在运动前喝一杯水,运动后再喝一杯。

● 告知家人运动地点。

● 随身携带病情卡和糖果。

● 切记不要赤脚走"石子健康路"。

◈ 三、运动要警惕糖尿病并发症

1. 肾病

> **案 例**
>
> 患者王先生,男,46岁,10年前确诊为糖尿病。近3年来血糖日波动幅度较大,控制不够理想。1年前,王先生开始出现眼睑水肿,夜尿次数增多;6个月前,出现颜面部及双下肢水肿。尿常规检查发现尿蛋白(+++),同时伴有饮食较差、面色欠佳、头晕乏力等症状。肾功能检查结果示血肌酐315 mmol/L,确诊为糖尿病肾病。

糖尿病肾病患者能不能进行运动呢?

● 在满足糖尿病运动治疗适应证的情况下没有必要对体力活动进行特殊限制。

● 建议在专业人员的监督下运动,尽可能进行运动平板试验检测心血管病、异常心率和血压反应。

　　　　　运动应从低强度、低运动量开始,以中、低强度运动为主,避免憋气动作或高强度的运动,防止血压过度升高,注意监测血压,定期进行尿液检查,关注肾功能、电解质和酸碱平衡。

2. 视网膜病变

案　例

　　王女士患糖尿病已 46 年,一直用胰岛素治疗。患者前几年出现眼底出血,没有治疗。去年右眼大出血,在医院做了激光治疗之后还算稳定。前几天王阿姨晚饭后出去跳广场舞,不久后感觉眼部不适,去医院检查提示右眼底大出血,视力急剧下降,几近失明。

　　糖尿病视网膜病变患者该如何正确运动呢?

　　(1)在开始运动前,进行细致的眼科筛查(如是否有增殖前期视网膜病变、增殖期视网膜病变、黄斑变性),并在专业人员的监督下运动。

　　(2)运动时特别注意以下事项。

　　● 做好眼部的防护:日光强烈或冬季雪地里应佩戴防护镜。

　　● 选择适合的场地:地面平坦,光线充足,建议在室内进行。

　　● 避免剧烈运动:防止剧烈震荡引起眼底新生血管破裂和视网膜脱落。

存在增殖性视网膜病变或严重非增殖性视网膜病变时,禁忌做大强度有氧运动或抗阻训练。

3. 冠心病

········ **案 例** ········

老张今年 65 岁,患糖尿病已经近 6 年。平时自觉身体不错,没有什么不舒服,就是血糖高一点。某日下午外出散步时,突然感到胸口有堵塞感,伴有大汗,面色苍白。原想休息片刻会好转,但症状持续半小时不能缓解,就在路人陪伴下去医院急诊。结果诊断为急性心肌梗死。

糖尿病合并冠心病患者平时能运动吗?

- 适当、有规律地运动比单纯药物治疗疗效更好。
- 运动强度取决于病情,必须个体化。
- 一般以较低运动强度,每次为 20～45 分钟,最长不超过 1 小时,每周 3～4 天为宜。
- 运动形式选择节律比较缓慢,能使上、下肢大组肌群适当活动的项目。

⚠ **合并冠心病时运动的注意事项**

- 不宜进行强度过大、速度过快的剧烈运动,尤其不要参加激烈的竞赛运动。
- 运动前 2 小时内不饱餐或饮用兴奋性的饮料。

- 每次运动开始时应进行准备活动,结束时不应骤然停止。
- 避免突然增加运动量。
- 在运动中出现腹痛、胸痛、呼吸困难、气短或气短加剧、头晕、恶心、呕吐、心悸、虚弱、出虚汗、极度乏力或心绞痛发作等情况时应立即停止,必要时就医。
- 冠心病有不稳定心绞痛者,先行心血管专科处理。

糖尿病合并冠心病患者锻炼的趋势是低强度,运动强度取决于病情,必须个体化。

4. 高血压

> **案　例**
>
> 　　老陈今年68岁,患糖尿病已经8年多了。平时除糖尿病外,无其他基础疾病,就是血糖高一点。某日他与好友相约跳广场舞时,突感头晕目眩、乏力,原想休息一下就好了,结果症状持续好久没好转,好友将其送至医院就诊。当时医生测得血压为180/100 mmHg,配合医生治疗后血压恢复正常。老陈想自己以前血压都是正常的,为什么突然会得高血压呢?

糖尿病合并高血压患者可以运动吗?

（1）运动的禁忌证和适应证。

禁忌证:血压≥180/120 mmHg 禁止运动。

适应证:血压≤160/100 mmHg 时,在运动学或康复医学人员监督下进行放松训练和有氧运动。

(2) 运动形式:太极拳、瑜伽、步行、公路自行车、游泳等。

(3) 运动强度:低至中等强度(50%的最大摄氧量),避免憋气动作或高强度运动,防止血压过度升高。

(4) 运动频率和持续时间:1 周中运动超过 4 天,每天都运动最佳,运动时间不少于 30 分钟,或一天中的运动时间累计达到 30 分钟。

糖尿病合并高血压患者的血压控制目标≤130/80 mmHg。

案 例

黄女士,56 岁,午休醒来时家属发现其口角歪斜伴左侧肢体瘫痪,遂立即拨打"120"救护车送她到神经内科急诊室。到院后,医生查体发现:患者双眼向右看,讲话含糊不清,喝水呛咳,左上肢和下肢感觉减退,测得血压 170/90 mmHg,血糖 14.8 mmol/L。追问病史,黄女士患糖尿病 15 年,平时口服降糖药控制血糖,血糖控制良好;患高血压 5 年,口服降压药控制血压,血压控制良好(<140/90 mmHg)。急诊诊断为急性脑梗死,经紧急救治后好转,而且通过康复科学运动没有遗留后遗症。

合并新近发生脑血管意外并有肢体偏瘫,应先进行脑卒中常规肢体康复训练。

● 通常采用日常生活动作的训练，多为低强度运动。

● 体能和运动耐力有所恢复后，再根据血糖及胰岛素情况按照糖尿病的运动处方进行调整。

● 整个运动治疗需要在专业人员的监督下进行。

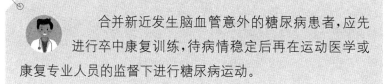

　　　　合并新近发生脑血管意外的糖尿病患者，应先进行卒中康复训练，待病情稳定后再在运动医学或康复专业人员的监督下进行糖尿病运动。

5. 糖尿病足

案　例

　　去年冬天的一天，一位50多岁的糖尿病患者来看专家门诊时，非常痛苦地说："刘医生，救救我吧！我的脚都要烂掉了！"说着眼泪就流了下来。医生说："别着急，慢慢讲，怎么回事？"她哭着说："前段时间，我穿了双新鞋，把脚给磨破了。开始我也没当回事，就自己随便拿了点消毒液消毒。想不到伤口越来越大，越来越不好！这不，今天早上，我的空腹血糖也升高到15.6 mmol/L，刘医生，这是为什么？我该怎么办？"

● 有足部损伤或开放性伤口的患者应仅限做无负重运动，如上肢的运动。

● 应穿合适的鞋子、吸汗的袜子，每天检查足部有无损伤。

● 用温水洗脚（不超过 37℃），不要泡脚。

● 用中性香皂洗净足部。

● 运动后及时洗脚，不要用过热的水，防止足部烫伤。

● 有足癣的患者，一定要及时治疗足癣，防止运动时出汗多、足部潮湿而加重病情。

● 切忌光脚行走和光脚穿凉鞋、拖鞋。

任何有足部损伤或开放性伤口的患者应仅限做无负重运动。

6. 骨质疏松症

案　例

64岁的张女士，患糖尿病9年多了，平素身体健康，没什么其他基础疾病，就是血糖高一点。某天她下楼时，没注意脚底下，从楼梯上跌滑下去，开始自觉没事，结果走了一会后觉得脚踝处疼痛难忍，送至医院显示脚踝处骨裂。张女士自诉平时一直有脚底踩棉花的感觉，周身疼痛，身高从之前的165 cm逐渐变成现在的160 cm，背也驼成了弓形。经医院检查得知这是患了骨质疏松症。

（1）运动方式：

● 选择有氧耐力运动，如慢跑、快走、骑车等，不宜选择高强度短时间的运动。

● 适当进行肌力的训练，如哑铃。

● 进行平衡和灵活性训练是预防跌倒的重要运动方式，如体操、舞蹈、太极拳等。

（2）运动量：逐渐增加，严重骨质疏松病友可进行间歇运动。

（3）场地：场地平整，预防跌倒，尽量选择阳光充足的地点，但不要在正午。

（4）不适情况处理：出现骨痛、抽筋等，立即休息，若无缓解应及时就医。

运动时机的选择：应从吃第一口饭算起，在饭后1小时左右开始运动，此时血糖较高，运动时不易发生低血糖。

每次运动持续时间：建议30~60 min，包括运动前做准备活动的时间和运动后做恢复整理运动的时间。注意在达到应有的运动强度后应坚持20~30 min，才能起到降低血糖的作用。

运动的频率：糖尿病患者每周至少应坚持3~4次中低强度的运动。

√ 糖尿病患者在运动前将胰岛素注射在腹部，避免注射在四肢。

√ 建议患者记录并保存运动日记，记录包括运动处方的内容、运动的感觉、运动强度，在运动前后监测并记录血糖、血压、脉搏等。

√ 运动后仔细检查双脚，发现红肿、青紫、水疱、血疱、感染等，应及时请专业人员协助处理。

第四章　口服药物

张先生今年45岁,半年前出现口干、多饮、多尿、食欲上升、乏力伴体重下降明显,遂入院就诊。查空腹血糖8.2mmol/L,早餐后2小时血糖11.9mmol/L,糖化血红蛋白为8.0%,经医生诊断为2型糖尿病。予以饮食控制及二甲双胍治疗,患者因担心二甲双胍伤肾,未服用,3个月后,口干、多饮症状虽有所改善,但空腹血糖为7.5mmol/L,餐后2小时血糖为10.8mmol/L,血糖控制欠佳。

复诊时医生建议他口服降糖药物治疗,考虑到张先生病程短,为肥胖体型,还是予以二甲双胍1.0g,每日2次,3个月后复诊,空腹血糖为7.0mmol/L,餐后2小时血糖为8.8mmol/L,糖化血红蛋白7.3%。

生活方式干预是糖尿病治疗的基础,如血糖控制不达标(糖化血红蛋白≥7.0%)则考虑药物治疗。依据病情可采用单药治疗、多药治疗或强化治疗。二甲双胍、α-糖苷酶抑制剂、格列奈类或SGLT-2等可作为单药治疗的选择。在单药治疗疗效欠佳时,可开始二联治疗、三联治疗或胰岛素多次注射。2型糖尿病患者在生活方式和口服降糖药联合治疗的基础上，若血糖仍未达到控制目标，应尽早（3个月）开始胰岛素治疗。

◈ **一、历久弥新的二甲双胍**

双胍类药物适用于2型糖尿病患者，特别是肥胖、超重的轻、中度高血糖者，用饮食和运动疗法效果不理想者。双胍类药物不会引起低血糖，可联合其他降糖药。主要通过减少肝脏葡萄糖的输出发挥降低血糖作用。

常用制剂如下。

······ **二甲双胍** ······

【用药须知】

（1）二甲双胍片首选用于单纯饮食控制及体育锻炼治疗无效，特别是肥胖的2型糖尿病患者。

（2）本品与胰岛素合用，可减少胰岛素用量，防止低血糖发生。

（3）可与磺脲类降血糖药合用，具协同作用。

（4）肝、肾功能不全，严重感染，缺氧，接受大手术治疗的患者不能使用。

（5）长期应用二甲双胍增加维生素 B_{12} 缺乏风险，推荐此类患者常规补充维生素 B_{12}。

【不良反应】

（1）胃肠道反应：恶心、呕吐、腹泻、腹痛、腹胀、消化不良、乏力等。

（2）偶有疲倦、体重减轻、头痛、头晕、味觉异常、皮疹、寒战、流感样症状、心悸、潮红等现象。

（3）罕见乳酸性酸中毒，表现为呕吐、腹痛、过度换气、意识障碍。

小 贴 士

（1）进餐时服药、从小剂量开始、逐渐增加剂量，可减少消化道不良反应，最好饭中或饭后服用。

（2）肝、肾有严重问题的患者不宜使用。

（3）长期应用二甲双胍增加维生素 B_{12} 缺乏风险，应常规补充维生素 B_{12}。

（4）准备做CT等检查需要静脉注射碘造影剂，应事先遵医嘱调整用药，避免加重对肾脏的损害。

◇ 二、推陈出新的磺脲类

磺脲类促泌剂适用于 2 型糖尿病，特别是非肥胖血糖升高者。主要通过刺激细胞分泌胰岛素发挥降糖作用。

常用制剂如下。

······ 格列苯脲 ······

【用药须知】

（1）用于非胰岛素依赖型的糖尿病患者，起效快，药效持续6～8小时，对降低餐后血糖特别有效。

（2）肝、肾功能不全和老年患者使用时要特别小心。

【不良反应】

（1）低血糖反应：使用剂量不当，会产生严重的低血糖反应，特别是服用过量时，有致死的风险，应及时纠正。

（2）偶见腹部不适、发热、皮肤过敏、血象改变等。

······ 格列吡嗪缓释剂 ······

【用药须知】

格列吡嗪缓释剂适用于成年型糖尿病、糖尿病伴有肥胖症或伴有血管病变者。

【不良反应】

（1）较常见的为肠胃道症状（如恶心、上腹胀满）、头痛等，减少剂量即可缓解。

（2）个别患者可出现皮肤过敏。

（3）偶见低血糖，尤其是年老体弱者、活动过度者、不规则进食者、饮酒或肝功能损害者。

······ 格列齐特 ······

【用药须知】

格列齐特为第二代磺脲类药，作用可持续 24 小时。用于轻、中度非胰岛素依赖型糖尿病，易发生低血糖。严重肝、肾功能不全者禁用。

【不良反应】

偶有轻度恶心、呕吐、上腹痛、便秘、腹泻、红斑、荨麻疹、血小板减少、粒细胞减少、贫血等，大多数于停药后消失。

格列喹酮

【用药须知】

格列喹酮适用于单用饮食疗法不能满意控制的成年发病型糖尿病,特别是用于肾功能不全的糖尿病患者。口服后吸收快且完全,半衰期最短。

【不良反应】

极少数人有皮肤过敏反应、胃肠道反应、轻度低血糖反应及血液系统方面的改变。

格列美脲

【用药须知】

格列美脲适用于控制饮食、运动疗法及减轻体重均不能充分控制血糖的 2 型糖尿病。对血糖的控制较为稳定,为中长效制剂。一般在早餐前服用,可于第一次正餐之前即刻服用。

【不良反应】

偶尔可能发生过敏性或假性变态反应,例如瘙痒、荨麻疹或皮疹。可能发生血钠浓度下降和变态性脉管炎或皮肤光过敏。可能发生低血糖或低血糖时间延长。

小贴士

(1)磺脲类药物建议餐前半小时服药效果最佳。

(2)磺脲类药物应从小剂量开始,根据血糖监测结果逐渐调整剂量,长期使用磺脲类药物可有体重增加的不良反应。

（3）对磺胺类药物过敏者须慎用磺脲类药物。

（4）磺脲类药物不能用于 1 型糖尿病、妊娠及哺乳期、严重肝肾功能不全者，糖尿病发生急性代谢紊乱，如酮症酸中毒或高渗性昏迷期间，已出现严重的糖尿病性视网膜病变、神经病变及肾脏病变等情况。

（5）中成药消渴丸含有格列本脲，不宜与磺脲类药物合用。

◈ 三、百搭之神——α-葡萄糖苷酶抑制剂

α-葡萄糖苷酶抑制剂适用于 2 型糖尿病，血糖控制不理想者可联合其他口服降糖药。通过抑制碳水化合物在小肠上部的吸收而降低餐后血糖。

常用制剂如下。

······ 阿卡波糖 ······

【用药须知】

（1）阿卡波糖片可用于胰岛素依赖型或非胰岛素依赖型的糖尿病，亦可与其他口服降血糖药或胰岛素联合应用。

（2）如发生低血糖时需使用葡萄糖或蜂蜜。

【不良反应】

（1）常有胃肠胀气和肠鸣音，偶有腹泻和腹胀，极少见有腹痛。

（2）单独用药时通常不会发生低血糖。

（3）个别病例可能出现诸如红斑、皮疹和荨麻疹等皮肤过敏反应。

伏格列波糖

【用药须知】

伏格列波糖为新一代 α-葡萄糖苷酶抑制剂，抑制作用比阿卡波糖强。可作为 2 型糖尿病的首选药，改善糖尿病餐后高血糖。

【不良反应】

（1）常见胃肠道反应如腹部胀满、肠排气增加，偶尔出现暴发性肝炎、严重肝功能障碍或黄疸。

（2）低血糖少见。

（3）其他反应：皮疹、瘙痒、光敏感、头痛、眩晕、贫血、血小板减少、乏力感、高钾血症、血清淀粉酶上升、高密度脂蛋白降低、发汗、脱毛等。

小 贴 士

（1）用餐前即刻整片吞服或与食物咀嚼服用。

（2）单独使用不会引起低血糖，也不会导致体重增加，可与其他口服降血糖药或胰岛素联合应用。

（3）与磺脲类药物和胰岛素联合使用时，应减少本药的剂量，防止低血糖发生。

（4）禁用于糖尿病昏迷及昏迷前期患者、酸中毒或酮症患者、有明显消化和吸收障碍的慢性胃肠功能紊乱患者、肠胀气进而可能恶化的疾病（如肠梗阻、肠道手术等）和肝肾功能严重损害的患者。

◈ 四、换位促泌的格列奈类

格列奈类适用于控制饮食、运动疗法及减轻体重均不能控制血糖的 2 型糖尿病。通过刺激胰岛素的早期分泌而降低餐后血糖，餐前口服，但不进餐不能服药。

常用制剂如下。

······ 瑞格列奈 ······

【用药须知】

（1）饮食控制、减轻体重及运动锻炼不能有效控制高血糖的 2 型糖尿病（非胰岛素依赖型）患者。伴有肾功能不全的糖尿病患者可选。

（2）服药原则：进餐服药，不进餐不服药。

【不良反应】

（1）常见低血糖发生。

（2）体重增加。

（3）胃肠道反应：如腹痛、腹泻、恶心、呕吐和便秘；肝酶指标升高，多数病例为轻度和暂时性。

（4）过敏反应：如皮肤瘙痒、发红、荨麻疹。

······ 那格列奈 ······

【用药须知】

　　与瑞格列奈相似。

【不良反应】

　　与瑞格列奈相似。

　　（1）格列奈类适用于餐后血糖高的患者,遵循进餐前服药、不进餐不服药的原则。

　　（2）对肝、肾功能影响较小,轻中度肝、肾功能不全者可使用。

　　（3）与二甲双胍、阿卡波糖联合使用会增加低血糖的发生风险。

五、对胰岛素增敏的噻唑烷二酮类和西格列他钠

　　噻唑烷二酮类适用于代谢综合征、肥胖的 2 型糖尿病及胰岛素抵抗者。可单用或与其他降糖药合用。通过增加靶细胞对胰岛素作用的敏感性而降低血糖。

　　常用制剂如下。

······ 罗格列酮 ······

【用药须知】

（1）适用于治疗 2 型糖尿病，尤其是以胰岛素抵抗为主的患者。

（2）有严重骨质疏松和骨折病史的患者禁用。

【不良反应】

轻中度水肿、低血糖反应、转氨酶升高、体重增加。

······ 吡格列酮 ······

【用药须知】

吡格列酮适用于治疗 2 型糖尿病（或非胰岛素依赖性糖尿病），一般在早餐前服用。

【不良反应】

可出现贫血，导致血容量增加，进而可因心脏前负荷增加而致心脏肥大、头痛、低血糖，偶见腹部不适、上呼吸道感染、鼻窦炎和咽炎。

小贴士

（1）噻唑烷二酮类药物应在早餐前服用。

（2）可单独使用，也可与磺脲类、二甲双胍或胰岛素合用。

（3）出现四肢水肿、体重增加、心力衰竭加重应考虑停药。

（4）禁用于 1 型糖尿病患者、伴有糖尿病酮症酸中毒者、孕期及哺乳期的女性、严重肝脏疾病的患者、严重骨质疏松和骨折病史的患者、膀胱癌患者、心力衰竭（心功能Ⅲ级）患者。

西格列他钠（Chiglitazar Sodium）是全球首个过氧化物酶体增殖物激活受体（PPAR）全激动剂，单药适用于配合饮食控制和运动，改善成人2型糖尿病患者的血糖控制。

······ 西格列他钠 ······

【用药须知】

单药治疗的推荐剂量为 32 mg（2 片），每日 1 次，口服，不受进食限制。对于需要加强血糖控制且耐受 32 mg 每日 1 次的患者，剂量可增加至 48 mg（3 片），每日 1 次。

【不良反应】

某些患者在服药过程中，可能会出现水肿、体重增加、低血糖、贫血、充血性心力衰竭、骨折风险（特别是在女性患者）等。

（1）用药简单，每日 1 片，不受进食限制。

（2）对西格列他钠中任何成分过敏者禁用本品，1 型糖尿病患者、糖尿病酮症酸中毒患者禁用本品。

（3）单药适用于配合饮食控制和运动，改善成人 2 型糖尿病患者的血糖控制。

六、后起之秀的二肽基肽酶-4 抑制剂

二肽基肽酶-4（DPP4）抑制剂适用于 2 型糖尿病患者。通过促进胰岛素分泌、抑制胰高血糖素分泌来降低血糖，且不易诱发低

血糖和增加体重。

常用制剂如下：

⋯⋯ 西格列汀 ⋯⋯

【用药须知】

西格列汀用于 2 型糖尿病，每日 100 mg，每日 1 次。

【不良反应】

消化系统的不良反应主要为腹痛、腹泻及恶心、呕吐等。相关的不良反应还有鼻咽炎，咽炎，咽痛，泌尿系统感染，肌痛，关节痛，高血压和头晕，白细胞、碱性磷酸酶、尿酸升高等，发生率极低。

⋯⋯ 维格列汀 ⋯⋯

【用药须知】

维格列汀用于治疗 2 型糖尿病，当维格列汀和二甲双胍合用时，早晚各给药 1 次，每次 50 mg。

【不良反应】

最常见的不良反应为头痛、鼻咽炎、咳嗽、便秘、眩晕和多汗。极少数患者用药后出现高血压症状。

⋯⋯ 沙格列汀 ⋯⋯

【用药须知】

沙格列汀用于治疗 2 型糖尿病，在饮食和运动基础上改善血糖控制。每日 1 次，每次 5 mg，服药期间不受进餐影响。

【不良反应】

上呼吸道感染，尿路感染，头痛。

······ 利格列汀 ······

【用药须知】

利格列汀与二甲双胍和磺脲类药物联合使用,配合饮食和运动,用于成年型 2 型糖尿病的血糖控制。每日 1 次,每次 5 mg,可在每天任意时间服用,餐时或非餐时均可。

【不良反应】

鼻咽炎、低血糖症、胰腺炎、腹泻、咳嗽。其他不良反应有高敏反应(如荨麻疹、血管性水肿、局部皮肤剥脱或支气管高敏反应)和肌痛。

······ 阿格列汀 ······

【用药须知】

阿格列汀用于治疗 2 型糖尿病,在饮食和运动基础上改善血糖控制。每日 1 次,每次 25 mg,可与食物同时或分开服用。

【不良反应】

过敏症、血管性水肿、皮疹、荨麻疹和严重皮肤不良反应,肝酶升高,暴发性肝功能衰竭和急性胰腺炎。

小 贴 士

(1) 用药简单,每天 1 片,早餐前口服。

(2) 更适用于体型肥胖的 2 型糖尿病患者,有一定的减轻体重作用。

(3) 单药治疗主要用于轻、中度的 2 型糖尿病,也可以与多种降糖药物联合使用,包括二甲双胍、磺脲类药物、噻唑烷二酮类药物以及胰岛素等。

七、利糖药钠-葡萄糖协同转运蛋白 2 抑制剂

新型降糖药钠-葡萄糖协同转运蛋白 2(SGLT－2)抑制剂适用于 2 型糖尿病患者。通过抑制肾脏对葡萄糖的重吸收,使过量的糖从尿液排出而降低血糖。

常用制剂如下。

······ **达格列净/恩格列净/卡格列净** ······

【用药须知】

(1) 在饮食和运动基础上,可作为单药治疗用于 2 型糖尿病成人患者的血糖控制。

(2) 晨服,每日 1 次,不受进食限制。

【不良反应】

(1) 低血压。

(2) 酮症酸中毒。

(3) 急性肾损伤和肾功能损害。

(4) 尿脓毒症和肾盂肾炎。

(5) 与胰岛素和胰岛素促泌剂合用引起低血糖。

(6) 生殖器真菌感染。

小 贴 士

(1) 早餐前或早餐后服用。

(2) 在开始服药前评估肾功能,如肾小球滤过率低应慎用,禁用于严重肾功能不全或依赖透析者。

(3) 不适用于 1 型糖尿病或合并糖尿病酮症酸中毒者。

(4) 用药期间多饮水,预防尿道感染。

第五章　药物注射技术

一、了解胰岛素——知己知彼，才能百战百胜

> **案　例**
>
> 老王患糖尿病多年，一直使用口服药物治疗，最近因血糖居高不下来院就诊。检查后医生发现老王胰岛素功能很差，且有较高的尿微量蛋白，医生建议老王改为胰岛素治疗。在医生开处方时，老王就疑惑地问医生："常听别人提起胰岛素，可是看到其他病友使用的药水有很多种，既然都叫胰岛素，有什么不一样？"

　　胰岛素是降糖的有效武器，是由人体胰岛 β 细胞分泌的一种肽类激素。胰岛素的作用机制：血糖升高引起 β 细胞胰岛素分泌增加，进而促进肝、肌肉、脂肪等组织对葡萄糖的摄取和利用，导致血糖下降，胰岛素分泌减少，从而使胰岛素和血糖始终保持动态平衡。

1. 胰岛素具有以下重要作用

（1）在体内直接降低血糖。

（2）作用最强的降糖药物。

（3）促进脂肪合成与储存。

（4）促进蛋白质合成，抑制蛋白质分解。

2. 胰岛素的分类

按作用时间和效应不用，可分为：超短效胰岛素类似物，短效（常规）胰岛素，中效胰岛素，长效胰岛素制剂（包括长效胰岛素和长效胰岛素类似物），预混胰岛素制剂（包括预混胰岛素和预混胰岛素类似物）。

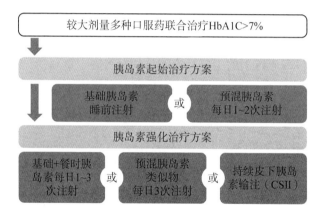

3. 胰岛素的治疗路径

（1）基础胰岛素睡前注射：

【种类】中效胰岛素和长效胰岛素类似物。

【注射方案】睡前，一天1次。

（2）预混胰岛素每日1次注射：

【种类】预混胰岛素和预混胰岛素类似物。

【注射方案】晚餐前，一天1次。

（3）预混胰岛素每日2次注射：

【种类】预混胰岛素和预混胰岛素类似物。

【注射方案】按 1：1 的比例分配到早、晚餐前，一天 2 次。

（4）基础＋餐时胰岛素每日 1～3 次注射：

【种类】中效胰岛素/长效胰岛素类似物＋短效胰岛素/速效胰岛素类似物。

【注射方案】早、午、晚三餐前 1～3 次注射＋睡前注射，2～4 次/天。

（5）预混胰岛素类似物每日 3 次注射：

【种类】预混胰岛素类似物。

【注射方案】早、午、晚三餐注射，一天 3 次。

4. 胰岛素注射的不良反应

（1）低血糖反应：主要原因为胰岛素注射量大、注射后进食不足或未按时进餐、注射后运动过度等，表现为头晕、心悸、出冷汗、饥饿感，严重者出现昏迷甚至死亡。

（2）过敏反应：表现为局部瘙痒，荨麻疹全身皮疹少见，罕见血清病，过敏性休克。

（3）注射部位：皮下脂肪萎缩或增生，可致胰岛素吸收不良，但较少见。

二、小针头大文章

案 例

小潘由于血糖高，医生给开了胰岛素治疗，在使用半个月的胰岛素后再次来院就诊。小潘向医生陈述说："打胰岛素太疼了，而且看着针头那么长很吓人，不想再打胰岛素，能不能改为吃药治疗？"可是医生看了小潘的检查单，发现小潘现在仍需要使用胰岛素治疗，且其他患者并没有出现打胰岛素疼、针头长的现象。医生询问小潘，发现他使用的胰岛素针头是自己在药房随意买的，看了小潘使用的针头，医生发现了问题，原来是小潘使用的针头有问题。

小潘就疑惑了，这胰岛素针头还有什么不一样的呢？

理想的胰岛素注射部位是皮下组织：选择皮下脂肪丰富且没有较多神经分布的部位可减少注射疼痛感。

根据成人皮肤厚度研究，可以发现：短针头可以确保药物注射到皮下组织，降低注射到肌肉层而引起的低血糖风险，处方更安心。

重复使用针头的危害：

- 增加注射疼痛感。
- 针头折断的概率增加。
- 影响药物的剂量和浓度。
- 皮下脂肪组织增生。
- 注射部位感染。
- 针头堵塞。

三、注射部位要牢记

```
案 例
```

　　老孙由于病情需要进行胰岛素治疗,在使用胰岛素数月后来院就诊,主诉右腹部有一肿块,像长了个鸡蛋一样,又听其他病友说打胰岛素会使肚子变大,不愿意继续打胰岛素。医生询问了老孙,发现他打胰岛素只打右腹部,且不更换部位。随后医生再次对老孙进行了胰岛素注射的宣教。老孙恍然大悟,原来打胰岛素时不止可以打在腹部,还可以打在其他部位。老孙再不用担心肚子变大,也愿意继续打胰岛素了。

　　胰岛素注射部位:

　　(1)腹部:应避免在以脐部为圆心半径 2.5 cm 的圆形区域内注射,越靠近腰部两侧,皮下组织的厚度越薄,容易导致肌内注射。

　　(2)上臂侧面及稍向后面:可选择侧面或者后侧部位,该部位皮下组织较厚,肌内注射的风险较低。

　　(3)大腿前侧及外侧:应选择其上端外侧,这是因为大腿上端外侧的皮下组织较厚,离大血管和坐骨神经也比较远,针头导致外伤的概率较低。

　　(4)臀部:应选择臀部上端外侧部位,该部位的皮下组织丰富,可最大限度降低肌内注射的危险性。

◆ 四、注射前后有讲究

········ **案 例** ········

老邱患有糖尿病近 8 年,一直用降糖药物治疗,最近由于血糖一直较高,服用降糖药物难以控制,于是来到医院就诊。医生检查后告诉老邱需要胰岛素治疗。老邱以前听说过胰岛素,也看到其他病友使用胰岛素,但从没有自己注射过。老邱心里犯着嘀咕:注射胰岛素前需要做什么呢? 注射后需要注意什么呢?

1. 胰岛素注射前准备——复温、摇匀

(1) 握住笔芯(或注射笔),手臂在 A 和 B(如图)之间上下缓慢摇动。

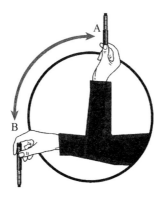

(2) 第一次使用前,重复该动作 20 次。

(3) 之后每次注射前,至少重复该动作 10 次。

（4）直至胰岛素呈白色均匀的混悬液。

2. 注射部位的选择

观察患者注射部位是否完好，有无破损，有无硬结、水肿等

3. 了解所注射的胰岛素分类及注射时间

（1）速效胰岛素类似物：赖脯、门冬胰岛素。注射时间：餐前10～15分钟。

（2）短效（常规）胰岛素：诺和灵 R，注射时间为餐前半小时。

（3）中效胰岛素：诺和灵 N，注射时间为睡前。

（4）长效胰岛素制剂：甘精、德谷胰岛素，注射时间为每天1次。

（5）预混胰岛素制剂：门冬胰岛素 30、优泌乐 25 等，注射时间为餐前 10～15 分钟。

4. 注射后的处理及注意事项

（1）注射后针头应停留 10 s 以上。

（2）胰岛素注射笔针头注射后应丢弃至利器盒，不可重复使用。

（3）观察有无低血糖及不良反应的发生。

（4）注射后应及时就餐，否则可能会发生低血糖。

五、胰岛素注射前准备——胰岛素笔安装

（1）注射前安装，拔下笔帽，旋开胰岛素笔。

（2）推回活塞杆。如果活塞杆未推回，按压活塞杆顶部直至活塞杆不能移动。

（3）取一支新的胰岛素笔芯。每次使用时，一定要查看笔芯里的胰岛素类型是否为所需要的正确类型。

（4）将胰岛素笔芯装入笔芯架内，颜色代码帽一端先放入。

（5）旋转机械装置与笔芯架，将二者紧密连接起来，直到听到或感觉到"滴答"声。若笔芯中的胰岛素为混悬液（云雾状胰岛素）使用前应使之重新混匀。

（6）将胰岛素针头的保护片撕去，随后将针头紧紧地拧在颜色代码帽上。

◆ 六、规范注射，保证血糖达标

案 例

季老伯近期发现血糖升高，入院后医生根据病情给予注射胰岛素治疗，血糖控制较好后出院，医生予出院医嘱，院外继续胰岛素注射治疗。一个月后季老伯血糖控制得不理想，随后就诊。

季老伯告诉医生，出院后自己已经"管住嘴，迈开腿"了，也按照医嘱注射胰岛素，为什么血糖在住院时能控制好，出院后就控制不好了呢？医生在查明其原因后发现季老伯胰岛素注射不规范。经过医生对胰岛素注射方面的宣教，季老伯这才明白，这胰岛素注射看着很简单，其中奥妙还不少呢！

1. 注射时皮肤捏起方法

用拇指、食指和中指捏起皮肤。注意：不能用多个手指捏起皮肤，可能会捏起肌肉层！

肥胖患者由于脂肪组织较多，为使针头达到有效注射深度，皮肤捏起幅度更大。

2. 针头选择、进针角度及停留时间

（1）针头选择：一是儿童及青少年患者应使用长度为 4 mm、5 mm 或 6 mm 的针头，二是身材较瘦或选择四肢部位进行注射的患者，选用 5 mm 或 6 mm 的针头。

（2）进针角度：身材较瘦或选择四肢部位进行注射的患者需捏起皮肤形成皮褶后，针头与皮褶呈 90°进针。无胰岛素笔，应根据胰岛素浓度选择胰岛素注射器。对于浓度为 100 IU/ml 的胰岛素，应选择 U-100 规格的注射器；浓度为 40 IU/ml 的胰岛素，应选择 U-40 规格的注射器。应捏皮并以 45°注射。

（3）停留时间：针头在皮肤内停留至少 10 秒，先拔出针头，再松开皮肤。

3. 规范注射 9 步骤

（1）注射前洗手。

（2）核对胰岛素类型和注射剂量。

（3）安装胰岛素笔芯。

（4）预混胰岛素需充分混匀。

（5）正常安装胰岛素注射笔用针头，排尽笔芯内空气，将剂量旋至所需刻度。

（6）检查注射部位及消毒。

（7）根据胰岛素注射笔针头的长度明确是否捏皮及进针的角度。绝大多数成人 4 mm 和 5 mm 针头无须捏皮，垂直进针即可。

（8）注射完毕后，针头置留至少 10 s 后再拔出。

（9）注射完成后立即旋上外针帽，将针头从注射笔上取下，并丢弃在锐器收纳盒中。

◆ 七、外出游玩，莫怠慢了随身药物

　　周先生前段时间查出血糖高，被诊断为糖尿病，目前正在使用胰岛素降糖治疗。现邻近国庆节长假，爱旅游的老周也计划带着家人外出游玩几天，可老周不确定的是，现在正使用胰岛素降糖，是否可以出去游玩？游玩过程中应如何处理胰岛素？于是老周去医院咨询了医生，在了解胰岛素的正确保管和应用方法后，老周带着家人度过了快乐的假期。

　　胰岛素与糖尿病患者的生活息息相关，使用胰岛素既要掌握正确的注射胰岛素方法，也要懂得胰岛素的存放要求，尤其是外出游玩时期。胰岛素属于蛋白质生物制剂，对温度敏感，因此胰岛素的存放方法是否正确影响到药效发挥，过冷和过热的环境都不适宜贮存胰岛素。

　　正在使用的胰岛素可在室温下（25℃）保存，尚未启封的胰岛素可置于冰箱冷藏室保存（2～8℃）。

　　（1）若乘飞机旅行，可让医生开具携带胰岛素的证明。

　　（2）胰岛素放在隔热包内，随身携带。

　　（3）不要将药物和胰岛素放在行李箱内，更不能托运。

　　（4）避免过冷、过热及反复震荡。

　　（5）旅行期间如药物用完，携带之前的胰岛素包装盒，到医院或正规药店购买。

小 贴 士

（1）使用胰岛素需增加监测血糖的次数，并根据血糖结果调整胰岛素的剂量。具体做法是，如果血糖控制不佳，可以每次2U增加剂量；如果出现低血糖，可以每次2U降低剂量。不能总是根据医生过去的医嘱一成不变地打下去。

（2）胰岛素在室温30℃以下可以保存4周时间。因此，外出旅行或者工作时，只要将胰岛素置于保温袋中，就能够放心使用。

八、胰高血糖素样肽-1受体激动剂注射的那些事

案 例

某患者，男性，年龄45岁，被诊断为2型糖尿病，血糖控制不佳。医生决定开始使用胰高血糖素样肽-1(GLP-1)受体激动剂来改善他的糖尿病管理。在开始使用GLP-1受体激动剂后的几天里，该患者开始出现恶心和轻度腹泻的症状。这些不良反应对他的生活造成了一些困扰，但随着时间的推移，这些症状逐渐减轻。患者遵循医生的建议，并继续使用药物。然而，在使用药物的第2周，患者突然感到剧烈的腹痛和腹胀，他迅速与医生取得联系并赶往医院就诊。经过进一步检查，发现他罕见地发生了与使用GLP-1受体激动剂相关的急性胰腺炎。患者接受了适当的治疗，症状得到缓解，并在几周后康复。

1. GLP‐1受体激动剂的不良反应有哪些?

GLP‐1受体激动剂是一类用于治疗2型糖尿病的药物。它们通过模拟 GLP‐1 的作用,促进胰岛素分泌和降低血糖水平。然而,GLP‐1受体激动剂也可能引起一些不良反应。以下是一些常见的不良反应。

(1)消化道反应:包括恶心、呕吐、腹泻和胃部不适。这些反应通常是短暂的,但在开始使用时可能会比较明显。如症状严重或持续,应咨询医生。

(2)低血糖:GLP‐1受体激动剂与胰岛素联合使用时,可能增加低血糖的发生风险。特别是与胰岛素或胰岛素释放促进剂同时使用时,需警惕血糖过低的情况。

(3)胰腺炎:个别报道了与使用 GLP‐1 受体激动剂相关的急性胰腺炎。如果出现剧烈腹痛或持续腹胀,应立即就医。

(4)甲状腺:罕见情况下,使用 GLP‐1 受体激动剂可能导致甲状腺疾病,包括甲状腺肿大和甲状腺癌。

(5)肾功能:对于肾功能受损的患者,使用 GLP‐1 受体激动剂时需格外谨慎,因为目前有关这一人群的数据相对较少。

2. GLP‐1受体激动剂使用过程中的注意事项

(1)遵循医生的指示并准确使用药物,不要超量或减量。

(2)定期监测血糖水平和其他相关指标,以确保治疗效果和安全性。

(3)告知医生关于已经使用的其他药物、过敏史和既往病史。

(4)密切关注不良反应的出现和严重程度,并及时向医生报告。

(5)注意饮食和生活习惯的调整,配合药物治疗,以维持良好的血糖控制。

　　总之，GLP - 1受体激动剂是有效的糖尿病治疗药物，但使用时需要注意不良反应和注意事项。在开始使用之前，最好与医生详细讨论，并遵循专业建议。如有任何疑问或不适，应及时联系医生。

第六章 血糖监测

一、血糖监测,控糖风向标

案 例

　　小王,38岁,今年刚被诊断为糖尿病,住院后予以胰岛素每天4次皮下注射。住院1周后小王血糖控制良好,可以出院,床位护士小李反复叮嘱他出院后需要自己在家测血糖。小王觉得住院期间血糖已经达标,回家后按时打针就可以了,为什么还要自己在家监测血糖呢?

　　血糖并非一成不变,可能高,也可能低,血糖异常波动是非常常见的,应尽量保持血糖在目标范围内。血糖监测犹如指路明灯,是保证血糖达标的先决条件之一,也是糖尿病管理中的重要组成部分,其结果有助于评估糖尿病患者糖代谢紊乱的程度,制订合理的降糖方案,同时反映降糖治疗的效果并指导治疗方案的调整。

　　糖尿病患者利用便携式血糖仪进行自我血糖测定是最基本的血糖监测形式。目前市场上有多种血糖测定仪,操作非常方便。科学、规律的血糖监测可以了解一段时间内自身全面的血糖变化情况,帮助医生及时调整降糖药物治疗方案,也能及时发现血糖异常情况,及时采取对策。血糖自我监测的频率取决于治疗的目标和方式,只吃药、打针,不监测血糖,就不知道治疗是否达标,药物是否有效。因此,不能忽略血糖监测。

◈ 二、监测时间掌握好,安心有保障

案 例

老王是一位有10年病史的"老糖友",最近1周,他连续几天早晨起床会出现饥饿伴有心慌、出冷汗,吃些面包后症状能够好转,因此来医院就诊,医生让他在家测三餐前后、睡前、0点和3点的血糖。老王觉得只是早上不舒服,为什么要测那么多次血糖?

血糖是会变化的,每个时间点的血糖都有它的意义。有效控制血糖可以防止或延缓糖尿病并发症的发生和发展,而严密、细致的血糖监测是保证血糖长期、稳定控制必不可少的重要环节,同时也是指导临床用药的主要依据。为了使血糖得到有效控制,血糖监测需要定时且有规律。应牢记常用血糖监测点。

1. 常用监测点

(1) 空腹。

(2) 餐前(午餐前和晚餐前)。

(3) 餐后2小时(早、午、晚)。

(4) 睡前。

2. 其他监测点

（1）夜间血糖。

（2）有低血糖症状或怀疑低血糖时。

（3）剧烈运动前后。

3. 血糖控制非常差或病情危重者

每天监测4～7次，直到血糖得到控制。

4. 使用口服药者

每周监测2～4次空腹或餐后2h血糖，或在就诊前1周内连续监测3天7点血糖谱。

5. 使用胰岛素治疗者

根据胰岛素治疗方案进行相应监测。

（1）基础胰岛素：监测空腹血糖。

（2）预混胰岛素：监测空腹和晚餐前血糖。

（3）餐时胰岛素：监测餐后血糖或餐前血糖。

◈ **三、监测方案因人而异**

案　例

1型糖尿病的陈阿姨和2型糖尿病的冯阿姨同时住进了一个病房，陈阿姨每天监测三餐前后、睡前、0点和3点的血糖。冯阿姨觉得奇怪，为什么一样是糖尿病，陈阿姨测血糖的次数比自己多？

血糖监测频率是个体化的，对于不同血糖状况的人，监测血糖的频率是不同的,不是千篇一律。应根据自己的身体情况,控制血糖的情况来制定血糖监测频率(见下表)。

各时间点血糖监测的适用范围

时　间	适　用　范　围
餐前血糖	空腹血糖较高,或有低血糖风险时(老年人、血糖控制较好者)
餐后 2h 血糖	空腹血糖已获良好控制,但 HbA1c 仍不能达标者;需要了解饮食和运动对血糖影响者
睡前血糖	注射胰岛素患者,特别是晚餐前注射胰岛素患者
夜间血糖	经治疗血糖已接近达标,但空腹血糖仍高者;或疑有夜间低血糖者
其他血糖	出现低血糖症状时应及时监测血糖,剧烈运动前后宜监测血糖

◈ 四、自我血糖监测的操作方法

> **案　例**
>
> 　　张阿姨,患糖尿病 3 年,平时在家自己测血糖,最近血糖偏高,不知道是自己测血糖的方法不对,还是血糖仪坏了,于是来医院糖尿病护理门诊进行咨询,想要了解自己测血糖的方法是不是正确。

　　任何仪器在操作前都需要经过培训,因为操作错误会使检测失败或者测出虚假的结果。患者在检测前一定要详细阅读使用说明,熟练掌握血糖仪的操作方法。

1. 血糖仪使用的注意事项

（1）使用前需检查血糖仪电量是否充足,显示是否清晰。

（2）测试之前要确保试纸代码与仪器显示代码一致。

（3）保持血糖仪的清洁,切记不要用水清洗血糖仪。

（4）试纸保存在阴凉、干燥处,避免受潮,确保在有效期内。

2. 血糖仪的使用方法

（1）插入试纸:测血糖时心态放松,准备采血工具、血糖仪和试纸,将试纸插入血糖仪。

（2）采血:用酒精在手指指段消毒,待酒精挥发干后,用采血针在手指指端外侧采血,采血部位记得勤轮换。

（3）吸血:一次性吸取足量血样后将血糖仪平放,测试中不要移动试纸和血糖仪。

（4）记录与处理:记录测试结果,试纸与针头丢弃至封闭容器,测试用品存放在干燥清洁处。

◈ 五、清晰准确的记录,帮助医生诊断

案 例

　　患者小唐,58 岁男性,糖尿病 5 年,在家每天测一次血糖,血糖一般在 7～9 mmol/L,门诊就诊时将血糖告诉医生,医生建议他要把测血糖的时间和数值等情况记在本子上。小唐想,为什么还要记录这么多内容,这么麻烦?

如何记好糖尿病日记？

检测后同时记录血糖值和相关内容。

（1）血糖检测日期、时间。

（2）餐前或餐后。

（3）血糖数值。

（4）使用药物的时间、种类、剂量。

（5）影响血糖的因素，如进食的食物种类及量、运动量、生病等情况。

（6）低血糖出现的时间，与药物、进食或运动的关系，症状等。

◆ 六、避免误区，监测更科学

案 例

老林，72 岁，患糖尿病 10 年多，因为血糖不稳定住院，住院期间责任护士告诉他回家后要监测空腹、餐后和睡前的血糖，老林觉得自己得糖尿病这么多年了没有不舒服，回到家不需要频繁测血糖。

大多数糖尿病患者平时都没有明显的不适症状，许多人是通过体检才发现自己患有糖尿病的。因此，不能单凭自身感觉来判断血糖控制的好坏，因为血糖高低与自觉症状轻重不完全一致，有时血糖很高或很低却不一定有自觉症状，等到觉得身体不舒服时再测血糖，血糖往往已经很高或很低了。饮食、运动、情绪、睡眠、药物等因素都可能影响到血糖的测量结果。只有科学地监测血糖才是最可靠的了解血糖控制状况的手段。

◈ 七、监测更全面——动态血糖监测

案 例

陈阿姨，68岁，患糖尿病多年，糖化血红蛋白6.5%，门诊就诊时医生给她做了动态血糖监测，告诉她虽然糖化血红蛋白属于正常范围内，但有可能出现过低血糖。几天后报告出来显示果然夜间出现了低血糖，患者的血糖变化也以线条的方式直观地呈现出来，并找到了血糖波动的规律。对治疗方案进行针对性的调整后，血糖较明显平稳。陈阿姨很惊喜，这个小仪器到底是怎样的监测新技术？

动态血糖监测系统是通过葡萄糖感应器检测皮下组织间液的葡萄糖浓度而间接反映血糖水平的监测技术，可以提供连续、全面、可靠的全天血糖信息，了解血糖的波动趋势，发现不易被传统监测方法检测到的高血糖和低血糖。

动态血糖图谱/曲线就是以时间为横坐标、血糖值为纵坐标的连续葡萄糖浓度变化曲线。

（1）可以捕捉到患者高、低血糖发生的情况。

（2）直观地反映饮食、锻炼、用药等因素对患者血糖的影响。

一般间隔多久需要进行自我血糖监测呢？

　　根据《中国2型糖尿病防治指南》的建议，血糖控制差的患者或病情危重者应每天监测4～7次，直到病情稳定，血糖得到控制。当病情稳定或已达血糖控制目标时可每周监测1～2次，使用胰岛素治疗者在治疗开始阶段每日至少测血糖5次，达到治疗目标后每日自我监测血糖2～4次，使用口服药和生活方式干预的患者每周监测血糖2～4次。如果病情需要，可进行持续葡萄糖监测以评估血糖变化，指导生活方式和治疗方案调整。

第七章 居家低血糖护理

◆ 一、控制血糖的重要性

案 例

    李小姐,26 岁,在入职体检的时候查出空腹葡萄糖为 12.4 mmol/L,未予以重视。由于她的爷爷患有糖尿病,便自行服用爷爷的二甲双胍、格列美脲等治疗,未到医院就诊。平日应酬多,饮食无节律,也未监测血糖,近日出现不明原因的心慌、出冷汗、手抖,这次突然昏倒在家,送到医院就诊时,测的指末血糖 1.8 mmol/L,静脉推注葡萄糖后,意识逐渐恢复,李小姐这才知道,原来这是低血糖了。

    千万别等到血糖失控才重视控制血糖!

    人体的各个器官的生命活动离不开正常的血糖,血糖就好比我们的体温,有正常范围,不能太高也不能太低。太

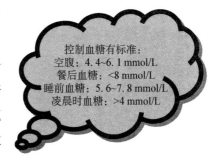

控制血糖有标准:
空腹: 4.4~6.1 mmol/L
餐后血糖: <8 mmol/L
睡前血糖: 5.6~7.8 mmol/L
凌晨时血糖: >4 mmol/L

高可能引发酮症酸中毒、高渗性昏迷等急性并发症;长期高血糖则可以引起冠心病、视网膜病变、脑卒中、肾衰竭等慢性并发症而危及患者的生命;太低又可能导致严重低血糖昏迷,甚至心肌梗死、脑死亡等各种心脑血管意外,同样有致命的危险。因此,良好的血糖控制十分重要!

◈ 二、低血糖的危害

> **案 例**
>
> 　　王师傅,64 岁,患 2 型糖尿病 14 年,前段时间常与亲朋好友聚餐,饮食控制不佳,便自行加大了胰岛素的剂量,注射前也没有监测血糖。近日在午后反复出现头晕、手抖的情况,在发作时自测血糖为 3.0 mmol/L,于是立即进食,大概 15 分钟后缓解,不过王师傅仍不放心,于是到医院就诊。为什么王师傅如此害怕低血糖呢? 低血糖的危害究竟有多大?

　　由于脑对低血糖的耐受程度很低,低血糖可能导致患者短时间内发生意识丧失而跌倒,可能造成外伤,特别是头颅外伤。严重的、持续时间较长的低血糖,可导致脑遗留不可逆的损伤,甚至死亡。

　　部分患者在多次低血糖症发作后会出现无警觉性低血糖症,患者无心慌、出汗,视物模糊、饥饿、无力等先兆,直接进入昏迷状态。持续时间长(一般认为>6 小时)且症状严重的低血糖可导致中枢神经系统损害,甚至不可逆转。

◈ 三、容易引起低血糖的因素

案 例

朱先生,诊断为糖尿病1年,为了控制血糖他养成了晨跑的习惯,这天他在晨跑时突然晕倒,被好心人送到医院就诊才发现自己低血糖了。他说由于饭后不宜剧烈运动,所以选择晨起空腹运动,没想到会发生低血糖。

糖友早晨空腹运动,错啦!

在我们的生活中还有很多因素容易导致低血糖的发生。

(1)胰岛素应用不当:胰岛素剂量过大或病情好转时未及时减少胰岛素剂量;注射混合胰岛素时,长短效胰岛素剂量的比例不当,长效胰岛素比例过大,易出现夜间低血糖。

(2)注射胰岛素的部位对胰岛素的吸收不好,使吸收的胰岛素时多时少,产生低血糖。

(3)注射胰岛素或服药后没有按时进餐,或因食欲不好未能吃够正常的饮食量。

(4)临时性体力活动量过大,没有事先减少胰岛素剂量或增加食量。

(5)脆性糖尿病患者,病情不稳定者,易出现低血糖。

(6)肾功能不全患者,在使用中、长效胰岛素时,易出现低血糖。

四、如何发现低血糖

案 例

王女士,患有 2 型糖尿病 8 年,最近总半夜惊醒,莫名感觉心慌、乏力,还伴随着出冷汗等低血糖的症状。听说低血糖比高血糖更可怕,于是王女士到门诊装了动态血糖监测仪,14天后报告显示她凌晨的血糖波动在 $2.7 \sim 4.3 \, \text{mmol/L}$。

王女士发生了可怕的夜间低血糖。那么我们在生活中,如何发现自己发生低血糖了呢?

成人低血糖的常见警告症状为心悸、出汗(多为大汗)、震颤、饥饿,严重者可出现神志改变。持续大于 6 小时的严重低血糖会造成大脑不可逆的损伤,可能出现癫痫、昏迷,甚至死亡。

有些患者可表现为无典型的低血糖警告症状,称为无症状或未察觉低血糖。

(1)新生儿低血糖:苍白、气促、发呆、容易哭闹、间歇性抽动、喂养困难等。

(2)儿童低血糖:同成人类似,但可表现为癫痫大发作。

(3)孕妇低血糖:同成人类似,表现为头晕、心悸、乏力、手抖和出汗,部分为无症状低血糖。

(4)老年人低血糖:交感神经兴奋症状(大汗、心悸、恶心、苍白)不明显,但可表现为性格改变、失眠、多梦,甚至可能诱发心肌梗死、脑梗死。

◈ 五、低血糖的处理

.... 案　例 ....

　　张阿姨的儿子 17 岁，前段时间诊断出 1 型糖尿病，一直在进行胰岛素治疗，晚餐前儿子感觉浑身出冷汗、头晕，测血糖为 3.0 mmol/L。于是张阿姨暂缓餐前胰岛素的注射，让儿子先吃了两颗水果糖。

　　当出现低血糖时，首先需要补充能量，食用含糖的食物或饮料，如：果汁、糖水、甜面包等。注意避免进食过快，以免引起呛咳。大多数患者进食含糖食物或饮料后，其低血糖症状可自行缓解。如果不能自行缓解，应及时就医。以下是低血糖处理的流程图。

小 贴 士

　　为了避免糖尿病患者出现低血糖反应，日常用药过程中要注意，降糖药物的剂量不要一次性使用过大，建议从小剂量开始逐渐递增。饮食上要循序渐进，少食多餐，如果两餐之间间隔时间长，可以适当少量加餐。平时要勤测血糖，随身携带糖果、饼干和面包，预防低血糖的发生。日常运动量不能太大，运动前可以少量吃点食物，随时纠正低血糖反应。

怀疑低血糖立即测定血糖水平，以明确诊断；无法测定血糖时暂按低血糖处理

意识清楚者 意识障碍者

口服15~20 g
糖类食品
（葡萄糖为佳）

给予50%葡萄糖液20~40 ml
静脉注射，或胰高血糖素
0.5~1.0 mg，肌内注射

第15分钟监测血糖1次

血糖仍≤3.9 mmol/L，再给予葡萄糖口服或静脉注射

血糖在3.9 mmol/L以上，但距离下一次就餐时间在1小时以上，给予含淀粉或蛋白质食物

血糖仍≤3.0 mmol/L
继续给予50%
葡萄糖60 ml静脉注射

低血糖已纠正：
① 了解发生低血糖的原因，调整用药。伴意识障碍者，还可以放松短期内的血糖控制目标
② 注意低血糖诱发的心脑血管疾病
③ 建议患者经常进行自我血糖监测，有条件者可进行动态血糖监测
④ 对患者实施糖尿病教育，携带糖尿病急救卡，儿童或老年患者的家属要进行相关培训

低血糖未纠正：
① 静脉注射5%或10%的葡萄糖，或加用糖皮质激素
② 注意长效磺脲类药物或中、长效胰岛素所致低血糖不易纠正，且持续时间较长，可能需要长时间葡萄糖输液
③ 意识恢复后至少监测血糖24~48小时

六、低血糖反应

小周觉得自己低血糖了,因为他总在饭后2小时内会出现饥饿感,还伴随着心悸、出冷汗等症状的出现,然而每次症状发作时测出的血糖范围均属正常,可这些不就是低血糖的症状吗?为什么出现症状的时候,血糖却是正常的呢?带着这样的疑惑,小周到了医院的糖尿病门诊咨询,希望医生能帮他解答疑惑。

可能很多人都听说低血糖,但对低血糖反应却不甚了解,其实低血糖反应大多发生在糖尿病人群中,很多糖尿病患者被医生告知自己出现了低血糖反应,还会疑惑不解,为何血糖测试的值很高,还会有低血糖反应呢?到底什么是低血糖反应?如何应对和预防低血糖反应?下面就跟随专家来详细了解下吧。

低血糖反应大多发生在糖尿病治疗患者中,指的是患者具有低血糖的症状,比如心慌、出汗、头晕、乏力等,但在实际的血糖监测中发现患者的血糖并不低。很多高血糖患者在接受治疗的时候,由于血糖短时间下降过快,就会出现低血糖反应,症状就是心慌、头晕、出汗、乏力和饥饿。

低血糖反应之所以会出现,大多是由于使用胰岛素过量、胰岛素注射时间错误、饮食摄入不足、空腹运动、空腹饮酒或者随便服用降糖药物。低血糖反应一定要引起重视，严重的低血糖昏迷如果不进行及时治疗，会造成大脑损伤甚至死亡。

一旦出现低血糖反应，患者或者周围的朋友最好让其吃"糖"，提高血糖水平，如雪碧、果汁、可乐、糖果、糖水、口服葡萄糖、蜂蜜等。对出现昏迷的低血糖反应患者，应禁止喂食，以免喂食不当导致窒息，并立即送医院治疗。

第八章 自我管理

一、坚持全身自检有必要

> ## 案 例
>
> 　　糖尿病患者季女士,在 10 年前查出糖尿病,其间未规范化治疗,患病期间也未规范监测血糖。最近几年感到脚发麻、发冷,经子女劝说后来医院就诊,经医院检查发现季女士已患有糖尿病周围神经病变,如任其发展可能会成为糖尿病足,严重影响季女士的生活质量。那么糖尿病患者在家如何做自检呢?

糖尿病患者如何在家做自我检查?

1. 肥胖自查

量腰围。自测方法:自然站立、两腿分开 30～40 cm 的情况下,用一根无弹性、最小刻度为 1 mm 的皮尺,放在被测胯骨上缘与第十二肋骨下缘连线的终点(通常在肚脐上方大致 1 cm 的地方,腰部自然最窄部位)水平环绕,在呼气末开始测量腰围。结果:男性≥90 cm、女性≥85 cm 则属于腹型肥胖。腹型肥胖的糖尿病患者,更易发生高血脂、心脑血管病等并发症。

2. 糖尿病足自测

方法 1：10 g 尼龙丝试验。首先脱掉鞋袜，戴上眼罩，然后用 10 g 微丝笔轻触患者脚部的趾腹、足掌、足背等 10 个重要的着力点，并请测试者记录触碰的次数。如无尼龙丝也可用牙刷毛代替。结果：如果测试者感受到的次数少于 8 次，说明该糖友存在糖尿病足的患病风险。

方法 2：观察足部的皮肤状态结果。如果发现肤色苍白或紫暗，且指甲肥厚，说明该患者存在糖尿病足的患病风险。

◈ 二、体重管理不可轻视

案 例

糖尿病患者王老伯因为知道糖尿病有遗传性，怕自己孩子也得糖尿病，前年就把自己家孩子带到医院体检，当时血糖水平是在正常范围内，但是腰围已经超过 90 cm，已经有高甘油三酯和高尿酸了。

根据体检的结果，医生建议他注意饮食，多运动，争取减肥。但是，王老伯的儿子没有放在心上，加上工作上的应酬，眼看着越来越胖，王老伯不放心，又带着他来医院体检。医生发现他的腰围增长了 10 cm，体重也高达 110 kg。化验报告显示空腹血糖 12.6 mmol/L，餐后两小时血糖更是达到 18.6 mmol/L，糖化血红蛋白 11.2%。没有听从医生的建议，采取有效方法控制体重和饮食，我们只能遗憾地告诉他："你跟你父亲一样，患上了糖尿病。不过，让我们从现在开始一起努力控制好血糖和尿糖，其中一项重要的任务就是管理好体重。"

那么,该如何进行体重管理呢?

1. 自我体重监测

自我体重监测可用体重指数(BMI)法和腰围法。

(1) BMI 法:反映全身肥胖程度。BMI = 体重(kg)/身高(m)^2,正常值 18.5～23.9 kg/m^2,体重控制目标:<24 kg/m^2。

(2) 腰围法:反映中心型肥胖的程度。腰围控制目标:<90 cm/85 cm(男/女)。

理想体重(kg)=身高(cm)-105。在此值±10%以内均属正常范围,低于此值 20%为消瘦,超过 20%为肥胖。若体重超重,则体重减少的目标是:体重在 3～6 个月期间减轻 5%～10%;若体重超轻,则应通过均衡的营养计划恢复理想体重,并长期维持。

2. 饮食控制

饮食和营养治疗是整个糖尿病自然病程中任何阶段的预防和控制所不可缺少的措施。

营养治疗的原则:

(1) 合理控制总热量摄入。

(2) 平衡膳食,各种营养物质摄入均衡。

(3) 称重饮食,定时、定量进餐。

(4) 少量多餐,每日 3～6 餐。

每日所需要的总热量=理想体重×每千克体重需要的热量。

1 g 脂肪可产生 9 kcal 的热量,每日膳食中由脂肪所提供的热量以每天占总能量的 25%～35%为宜。对超重或肥胖患者,脂肪供能比不能超过全天饮食总热量的 30%,饱和脂肪酸的摄入量不要超过全天饮食总热量的 10%。每日胆固醇摄入量不宜超过 300 mg。

1g碳水化合物可产生4kcal的热量,每日膳食中碳水化合物所提供的热量应占全天总热量的55%～60%,蔗糖提供的热量应不超过总热量的10%。每餐碳水化合物应均匀分配。

1g蛋白质可产生4kcal的热量,每日蛋白质的摄入量应占全天饮食总热量的15%～20%,或0.8～1.2g/(kg·d),其中优质蛋白应占1/3。若有肾功能损害时,蛋白质摄入量宜限制在0.8g/kg以下,并以优质动物蛋白为主。

3. 运动锻炼

运动可以增加胰岛素的敏感性、改善血糖控制,有利于减轻体重、减少心血管疾病的危险。

(1)运动的适应证与禁忌证。

① 运动适应证:病情控制稳定的2型糖尿病,体重超重的2型糖尿病,稳定的1型糖尿病,稳定期的妊娠糖尿病。

② 运动的禁忌证:合并各种急性感染;伴有心功能不全、心律失常,且活动后加重;严重糖尿病肾病;严重糖尿病足;严重的眼底病变;新近发生的血栓;有明显酮症或酮症酸中毒;血糖控制不佳,波动明显。

(2)运动的方法。

① 运动方式:可以根据年龄、身体情况、爱好和环境条件等选择中低强度的有氧运动。

② 运动频率和时间:每周至少150分钟,分5天进行,每次运动30分钟左右。每周进行2次无氧运动,训练时阻力为轻或中度。

③ 运动强度:最大运动强度的60%～70%。通常用心率来衡量运动强度,最大运动强度的心率(次/分钟)=200－年龄。简易

计算法为:运动时保持脉率(次/分钟)=170-年龄。

④ 运动时机:从吃第一口饭算起,在饭后 1 小时左右开始运动,因为此时血糖较高,运动时不易发生低血糖。切忌空腹做运动。相对固定的运动时间有利于血糖稳定。

4. 降糖药物

部分降糖药物具有减轻体重的作用,可优先选择。

5. 手术治疗

部分患者可考虑代谢手术减重,有助于血糖的良好控制。

◆ 三、特殊时期及时就医

案 例

张小姐今年 27 岁,去年结婚后,一直没有敢生孩子,因为她是一个肥胖型糖尿病患者。由于糖尿病有遗传性,害怕孩子会不健康。这个问题一直困扰着她和她的家人。张小姐向医生求助:"得了糖尿病可不可以生孩子? 对孩子的健康状况有没有影响? 如果可以生孩子,孕期怎么用药,怎么检测血糖? 因为肥胖选择剖宫产的话,对血糖有什么要求? 日常生活中有哪些注意事项?"

1. 计划妊娠的糖尿病患者的孕前管理

(1)糖尿病患者计划妊娠前应评价糖尿病控制状态及慢性并发症的情况,建议糖化血红蛋白<6.5%时计划妊娠,以减少先天异常的风险。

（2）糖尿病患者应自我监测空腹和餐后血糖，并根据个体情况调整监测频率及时点，以实现血糖控制及预防低血糖风险。

（3）孕前最有可能出现并发症的是病史＞5年、血糖控制欠佳的1型糖尿病；妊娠可加重糖尿病视网膜病变，未经治疗的增生型视网膜病变不建议怀孕；妊娠可加重已有的肾脏损害，可对部分患者的肾功能造成永久性损害，肾功能不全对胎儿的发育有不良影响；

（4）有怀孕意愿的糖尿病妇女心功能应该达到能够耐受平板运动试验的水平。

（5）在不出现低血糖的前提下，空腹和餐后血糖尽可能接近正常，建议糖化血红蛋白＜6.5％时妊娠。

（6）应用胰岛素治疗者可控制糖化血红蛋白在7.0％以下，餐前血糖在3.9～6.5 mmol/L，餐后血糖在8.5 mmol/L以下。

2. 糖尿病合并妊娠患者孕期血糖管理

首先通过改变生活方式来管理孕期血糖，若不能达到治疗目标，应该加用药物治疗，首选胰岛素来进行治疗。

在受孕后6～8周，胎儿的器官会形成，在这段时间内血糖水平接近正常值，而非糖尿病范围，那么胎儿发生出生缺陷的概率和非糖尿病母亲的孩子几乎没有差别。

一般来讲，糖尿病妇女妊娠时血糖波动较大，较难控制，绝大多数需要使用胰岛素控制血糖。病情控制不佳均可导致一系列母婴并发症，如妊娠高血压综合征、羊水过多、感染率增加、出血增多、酮症酸中毒，并增加新生儿畸形、巨大儿的危险性，胎儿易出现呼吸窘迫综合征、高胆红素血症、智力障碍等。

在妊娠初期可能因为反应而呕吐，容易出现酮症，甚至酮症酸中毒。如果是轻度的酮症完全可以纠正，但是严重而反复发作的酮症和酸中毒对母亲和婴儿有伤害，不宜继续妊娠。

有条件者每日测定空腹和餐后血糖4～6次。血糖控制的目标如下。

（1）空腹或餐前血糖＜5.6 mmol/L，餐后2小时血糖≤6.7 mmol/L。

（2）糖化血红蛋白尽可能控制在6.0%以下。

（3）饮食计划应有利于保证孕妇和胎儿营养但又能控制孕妇的体重。

（4）血压应该控制在130/80 mmHg以下。

（5）每3个月进行一次眼底检查并做相应的治疗，加强对胎儿发育情况的监护。

（6）常规超声检查了解胎儿发育情况。

（7）如无特殊情况，按预产期分娩，并尽量采用阴道分娩。

（8）分娩时和产后加强血糖监测，保持良好的血糖控制。

糖尿病合并妊娠的血糖控制目标

时间	血糖值（mmol/L）	
	中华医学会产科学分会	中华医学会糖尿病学分会
空腹	3.3～5.6	＜5.6
餐前	3.5～5.8	＜5.6
餐后2 h	4.4～6.7	≤6.7
夜间	4.4～6.7	

3. 糖尿病合并妊娠患者围手术期血糖管理

（1）对多数住院糖尿病患者推荐血糖控制目标为7.8～

10 mmol/L。

（2）急诊手术，应尽快做术前准备，主要评估血糖水平，有无酸碱、水、电解质平衡紊乱，如有应及时纠正，同时给予胰岛素降低血糖，推荐胰岛素静脉输注治疗。

4. 血糖监测频率

血糖控制稳定或不需要胰岛素治疗的妇女，每周至少测定一次全天 4 点（空腹和三餐后 2 小时）血糖。持续葡萄糖监测适用于血糖欠佳的妊娠期糖尿病，尤其是 1 型糖尿病患者。

自我监测时间及频率

监测频率	血糖控制状态	监测时间
每天监测 4～7 次，直到病情稳定、血糖得到控制为止	较差时	空腹
	空腹血糖较高，或有低血糖风险时	餐前
	空腹血糖控制良好，但糖化血红蛋白仍不能达标时，需要了解饮食和运动对血糖的影响	餐后
	注射胰岛素，尤其是中长效胰岛素	睡前
增加监测夜间 3 点血糖	胰岛素治疗已接近治疗目标而空腹血糖仍高，或疑有夜间低血糖者	夜间
在日常监测频率基础上增加监测次数	观察病情	运动前后
在日常监测频率基础上增加监测次数	观察病情	低血糖时

◆ 四、规范体检，为健康保驾护航

···· 案　例 ····

　　李小姐今年 32 岁，是一个 2 型糖尿病患者，平时因为工作繁忙，没有注意自己日常生活规律，导致血糖大起大落，非常不稳定，在一次年度公司健康体检时，发现自己不规律的日常生活导致了一些并发症的发生。于是，李小姐发现了日常生活规律和规范体检对糖尿病患者的重要性，决定以后要坚持规范体检。那么糖尿病患者需要如何进行体检呢？检测频率和需要着重检查的项目是什么？

　　2 型糖尿病基于循证医学证据的科学、合理的治疗策略应该是综合性的，包括降血糖、降血压、调节血脂、抗血小板、控制体重和改善生活方式等治疗措施。降糖治疗包括控制饮食、合理运动、血糖监测、糖尿病教育和应用降糖药物等综合性治疗措施。

2 型糖尿病控制目标：

指标	目标值	个体化目标值
血糖 　空腹 　非空腹	4.4～7.0 mmol/L <10.0 mmol/L	孕妇：空腹血糖<5.3 mmol/L，餐后 1 小时血糖<7.8 mmol/L，餐后 2 小时血糖<6.7 mmol/L 儿童： 0～6 岁：餐前血糖 5.6～10.0 mmol/L，睡前血糖 6.1～11.1 mmol/L 6～12 岁：餐前血糖 5.0～10.0 mmol/L，睡前血糖 5.6～10.0 mmol/L

指标	目标值	个体化目标值
		13~19岁：餐前血糖 5.0~7.2 mmol/L，睡前血糖 5.0~8.3 mmol/L 老年人：空腹血糖＜7.8 mmol/L 餐后 2 小时血糖＜11.1 mmol/L
糖化血红蛋白	＜7.0%	孕妇：糖化血红蛋白尽可能控制在 6.0%以下 儿童： 0~6 岁：7.5%~8.5% 6~12 岁：＜8% 13~19 岁：如无过多低血糖发生，控制在 7%以下最好 老年人：对相对健康的老年糖尿病患者，糖化血红蛋白控制在接近正常的水平；对健康中度受损或健康状态差的老年糖尿病患者，可以酌情放宽血糖的控制目标
血压	＜130/80 mmHg	
总胆固醇	＜4.5 mmol/L	
高密度脂蛋白胆固醇 　男性 　女性	 ＞1.0 mmol/L ＞1.3 mmol/L	
甘油三酯	＜1.7 mmol/L	
低密度脂蛋白胆固醇 　未合并动脉粥样硬化性心血管疾病 　合并动脉粥样硬化性心血管疾病	 ＜2.6 mmol/L ＜1.8 mmol/L	

（续表）

指标	目标值	个体化目标值
尿白蛋白/肌酐比值 男性 女性	<2.5 mg/mmol (22 mg/g) <3.5 mg/mmol (31 mg/g)	
尿白蛋白排泄率	<20 μg/min (30 mg/24h)	
体重指数	<24.0kg/m^2	

1. 复诊频率

（1）血糖控制已达标，每个月复诊1次。

（2）血糖控制未达标，每周复诊1次。

2. 糖化血红蛋白监测

糖化血红蛋白是由血糖和血红蛋白结合生成的，是不可逆反应，并与血糖浓度成正比，且保持120天左右，能反映2~3个月的血糖平均水平，所以是评价血糖控制的"金标准"。

监测频率：治疗之初至少每3个月检测1次，达到目标后每6个月检测1次。

控制目标：<7.0%。

3. 血脂监测

糖尿病容易伴发血脂异常，血脂代谢异常是引起糖尿病血管病变的重要危险因素。

检测频率:①每年至少应检查 1 次血脂(包括低密度脂蛋白胆固醇、高密度脂蛋白胆固醇、总胆固醇及甘油三酯);②接受调脂药物治疗者,根据疗效评估的需求,应增加血脂检测的次数;③妊娠期间每 3 个月检测 1 次。

4. 肾脏检查

慢性肾脏病(CKD)包括各种原因引起的慢性肾脏结构和功能障碍。糖尿病肾病是指由糖尿病所致的 CKD。微量蛋白尿是引起肾衰竭和心血管疾病的危险因素。

检查频率:①每次随诊时查尿常规;②每年检测尿微量白蛋白及血清肌酐浓度;③妊娠期间每 3 个月检查 1 次。

5. 血压监测

(1) 糖尿病患者每 3 个月监测 1 次。

(2) 对血压升高和接受降压治疗者,至少每周监测 1 次血压。

6. 足部检查

足部检查至少每年 1 次,有足病危险因素应该检查更加频繁(至少每 3~6 月检查 1 次)。

7. 眼底检查

检查频率:①无糖尿病视网膜病变患者,每 1~2 年检查 1 次;②轻度非增殖型视网膜病变患者,每年检查 1 次;③中度非增殖型视网膜病变患者,每 3~6 个月检查 1 次;④重度非增殖型视网膜病变、黄斑水肿患者,每 3 个月检查 1 次;⑤增殖型视网膜病变患者,每 2~3 个月检查 1 次;⑥妊娠,妊娠前或第 1 次产检、妊娠后每 3 个月及产后 1 年内。

监测项目	一般监测频率	特殊情况监测频率
血糖	每月 1 次	每周 1 次
糖化血红蛋白	每 3 个月 1 次,达到治疗目标后每 6 个月 1 次	
血脂	每年 1 次,妊娠期每 3 个月 1 次	接受调脂药物治疗者,根据疗效评估的需求,应增加血脂检测的次数
肝肾功能	每年 1 次,妊娠期每 3 个月 1 次	根据病情变化、药物使用情况及医嘱确定复查时间
血压	每 3 个月 1 次	对血压升高和接受降压治疗者,每周 1 次
下肢检查	每年 1 次	有足病危险因素至少每 3~6 个月 1 次
心电图	每年 1 次	
眼底	每年 1~2 次,妊娠期每 3 个月 1 次	轻度非增殖型视网膜病变患者,每年 1 次;中度非增殖型视网膜病变患者,每 3~6 个月 1 次;重度非增殖型视网膜病变、黄斑水肿患者,每 3 个月 1 次;增殖型视网膜病变患者,每 2~3 个月 1 次

小　贴　士

（1）糖尿病患者均应接受糖尿病自我管理教育,以掌握自我管理所需的知识和技能。

（2）糖尿病自我管理教育应以患者为中心,尊重和响应患者的个人爱好、需求和价值观,并以此来指导临床决策。

（3）糖尿病自我管理教育和支持可改善临床结局和减少花费。

（4）医护工作者应在最佳时机为糖尿病患者提供尽可能个体化的糖尿病自我管理教育。

（5）通过接受过规范化培训的糖尿病教育者为患者提供糖尿病自我管理教育，例如开展小课堂、网上问诊等。

第九章 防治并发症

一、酮症酸中毒须紧急救治

> **案 例**
>
> 赵先生,男,45岁,近1个月出现口干、多饮,每日饮水量约3000毫升;小便多,每日尿量约2500毫升。小便白天次数4~5次,夜间3~4次,较平时明显增多,同时伴有恶心、呕吐,呼出的气体带有烂苹果味,来医院急诊就诊,血报告提示血糖20.4 mmol/L,尿糖(＋＋＋),尿酮体(＋＋＋)。完善相关检查后诊断:1型糖尿病,糖尿病酮症酸中毒。

酮症酸中毒是糖尿病患者最常见的急性并发症,主要发生在1型糖尿病患者中,在感染等应激情况下,2型糖尿病患者也可能发生。发生酮症酸中毒的原因是体内胰岛素极度缺乏,组织不能有效利用葡萄糖导致血糖显著升高。此时脂肪分解产生高酮血症和酮尿症伴代谢性酸中毒及明显的脱水。严重者出现不同程度的意识障碍直至昏迷,若不及时救治将导致死亡。

1. 糖尿病酮症酸中毒有哪些表现?

(1)在发病前数天可有多尿、烦渴多饮和乏力症状的加重,继而出现食欲减退、恶心、呕吐、腹痛,常伴头痛、烦躁、嗜睡等症状,呼吸深快,呼气中有烂苹果味(丙酮气味)。

(2)病情进一步发展,出现严重失水现象,尿量减少,皮肤黏膜干燥、眼球凹陷,脉细弱而快,血压下降、四肢厥冷。

(3)到晚期,各种反射迟钝甚至消失,终至昏迷。

2. 糖尿病酮症酸中毒的常见诱因有哪些?

(1)**胰岛素应用不当**:使用中断或剂量不足。

(2)**各种感染**:糖尿病伴发急性严重感染,如败血症、肺炎、皮肤疖痈、胃肠道感染、急性胰腺炎、胆囊胆管炎、腹膜炎等。

(3)**饮食失控**:饮用大量含糖饮料,或食用过多的高糖、高脂肪食物。

(4)**肠道疾病**:尤其是伴有严重呕吐、腹泻、厌食、高热等导致严重失水或进食不足时,如果胰岛素应用不当则更易发生。

(5)**应激**:外伤、手术、麻醉、急性心肌梗死、心衰、脑卒中、糖皮质激素治疗等。

(6)**精神因素**:精神创伤,过度激动或劳累。

(7)**妊娠和分娩**。

3. 出现酮症酸中毒怎样治疗?

当发生酮症酸中毒时,不管病情的轻重,都应停用一切口服降糖药,改为胰岛素治疗。

4. 如何预防急性酮症酸中毒?

(1)**注意饮食**:平时要注意饮食,避免暴饮暴食。

(2)**按时服药**:降糖药随身携带,按时服用降糖药物,不可随意减量、加量甚至停药。使用胰岛素的患者不能随意调节胰岛素剂量。

(3)**适当运动**:每日可做适当的运动,强度不宜过大,可选择慢跑、散步等运动。

（4）重视感染：糖尿病患者的感染一般不易治愈，还会加重感染，甚至会诱发酮症酸中毒。

（5）加强监测：每日加强对血糖、血酮、尿糖等指标。

【专家建议】

（1）酮体的检测推荐采用血清酮体，若无法检测血清酮体，可检测尿酮体。

（2）当随机血糖超过 19.05 mmol/L（血清酮体≥3 mmol/L）时，要警惕发生糖尿病酮症酸中毒。

（3）补液是首要治疗措施，推荐首选生理盐水，原则上先快后慢。

（4）胰岛素治疗推荐采用连续静脉输注。

（5）治疗过程中需监测血糖、血清酮体或尿酮体，并根据血糖或血糖下降速度调整胰岛素用量。

（6）在血钾＜5.2 mmol/L 并有足够尿量（＞40 ml/h）时即开始补钾。

（7）严重酸中毒（pH＜7.0）需适当补充碳酸氢钠液。

◈ 二、谨防凶险的高血糖高渗状态

案 例

张爷爷今年78岁，20年前因口干、多饮，经糖耐量试验等检查明确为2型糖尿病，平素口服降糖药物和胰岛素控制血糖,血糖控制尚可。3天前因胃口不好,家属自行停止注射胰岛素,随后出现反应迟钝,表情淡漠,于3小时前突发意识障碍,被送入抢救室。检测血糖33.3 mmol/L,计算血浆渗透压为372.66 mOsm/L,血气分析为轻度(无明显)代谢性酸中毒,故首先考虑为高血糖高渗状态。

1. 什么是高血糖高渗状态?

高血糖高渗状态是糖尿病的严重急性并发症之一,以严重高血糖、高渗脱水,无明显酮症为特点,会有不同程度的意识障碍或昏迷,通常发生在老年人中,也会在儿童和青年人中出现。

2. 高血糖高渗状态有哪些临床表现特点?

起病比较隐蔽、缓慢。早期有口渴、多饮、多尿、疲乏无力。随着脱水加重,出现反应迟钝、表情淡漠、嗜睡等,直至意识障碍。

3. 当发生高血糖高渗状态时,该怎么治疗?

(1) 积极补液:本病失水较为严重,因此应大量补液,遵循先快后慢的原则,纠正脱水。

(2) 小剂量胰岛素:血糖下降过快,会导致病情加重。缓慢静脉滴注胰岛素,使血糖平稳下降。

(3) 控制血糖:使用胰岛素补液时,应密切关注血糖变化。

(4) 适当补钾:体内会大量丢失钾,补钾时机宜早,一般见尿补钾。

4. 如何预防高血糖高渗状态?

(1) 要掌握糖尿病的基本知识,一旦怀疑此病,应尽早到医院就诊检查。

（2）定期进行自我监测血糖，保持良好的血糖控制。

（3）鼓励老年人多喝水，保证水分的摄入。

（4）糖尿病病友发生呕吐、腹泻、严重感染等疾病时要保证足够的水分供给。

【专家建议】

（1）补液是治疗高血糖高渗状态的首要措施，原则上先快后慢。

（2）补液首选 0.9％氯化钠，当血糖下降至 16.7 mmol/L 时，需补充 5％含糖液。

（3）当单纯补液后血糖仍大于 16.7 mmol/L 时，启用胰岛素治疗。

◈ 三、视网膜病变须早发现早治疗

案 例

刘叔叔，男，68 岁，因发现双眼视力逐渐下降半年，遂入院就诊，有 2 型糖尿病 5 年病史（平时血糖控制在 8～15 mmol/L，间歇性用药，控制不住）。入院就诊后诊断为糖尿病视网膜病变，糖尿病，老年性白内障。患者在院期间正规治疗糖尿病，血糖控制得还可以，眼底等复查较之前没有进一步加重，病情得到良好控制。

1. 什么是糖尿病视网膜病变?

糖尿病视网膜病变是糖尿病严重的慢性并发症之一,是导致糖尿病患者失明的主要原因。当视网膜有病变发生,眼底检查时可发现有微动脉瘤、微静脉扩张、出血、渗出、视网膜水肿以及新生血管等改变。

2. 糖尿病视网膜病变的流行情况

中国有 5 000 万糖尿病患者,他们发生视网膜病变的概率为:患病后 5~9 年,约 10％发生视网膜病变;患病 15 年后,约 50％发生视网膜病变;患病 25 年后,80％~90％发生视网膜病变。一般来说,患糖尿病的时间越久,产生糖尿病视网膜病的机会就越高。

3. 糖尿病视网膜病变有什么不适症状?

早期眼部可以无自觉症状,随着病情的进展可有不同程度的视力减退,眼前黑影飞舞,或视物变形,甚至失明。

4. 糖尿病视网膜病变如何治疗?

(1)控制糖尿病:将血糖控制到正常或接近正常水平。

(2)药物治疗:早期的病变可以采用一些药物治疗,如羟苯磺酸钙等,还可以采用中药治疗。

(3)激光治疗:激光光凝治疗仍是目前最有效的方法。

(4)手术治疗:不能激光光凝者要尽早手术。

5. 糖尿病视网膜病变如何预防?

(1)做眼科检查:糖尿病视网膜病变早期治疗效果较好。预防是最重要的环节,早期预防的花费要远低于晚期治疗的费用,疗效也更好。

(2)控制血糖:不管哪种类型的糖尿病,只要控制好血糖,视网膜病变便会有所好转。

（3）监测血压：糖尿病合并高血压，最严重的症状是双目失明，控制好血压也是很关键的。

（4）改变不良生活方式：避免进食高糖、高脂的食物，避免经常接触强光刺激，多运动。

【专家建议】

（1）2型糖尿病患者应在诊断后进行首次综合性眼检查。1型糖尿病患者在诊断后的5年内应进行综合性眼检查。随后，无糖尿病视网膜病变者，至少每1～2年进行复查，有糖尿病视网膜病变者，则应增加检查频率。

（2）良好地控制血糖、血压和血脂可预防或延缓糖尿病视网膜病变的进展。

四、护足保肢防"烂脚"

案　例

刘阿姨最近感觉穿的鞋子不舒服，左脚外侧的地方出现了一块约黄豆大小的破皮，当时用创可贴包扎。7天后，伤口开始渗出物增多，并伴有轻微疼痛，活动时更加厉害。于来院就诊，检查后诊断为"糖尿病足"。

1. 什么是糖尿病足？

糖尿病患者出现足部的感染、溃疡或深层组织破坏，即可诊断为糖尿病足。糖尿病足是糖尿病最严重的慢性并发症之一,严重者可以导致截肢。

2. 如何预防糖尿病足?

(1)每日检查:每日检查自己的脚,检查是否有潜在的问题。重点检查足底,趾缝间及足部变形部位。如果发现足部有伤口、红肿或化脓等异常,应及时看医生。

(2)穿合适的鞋:应在下午时间买鞋,因为脚在下午都会有一定的肿胀。上午试穿合适,下午则可能不合适。买鞋时,需穿着袜子试鞋。两只脚同时试穿,穿鞋时动作要慢。穿鞋前先检查鞋内有无异物或异常。

(3)穿合适的袜子:袜子选择使用天然材料且透气的,如棉线、羊毛等制成的袜子;袜子尺寸宜略大一些,不宜过小、过紧;袜子的上口不宜太紧,须无弹力口,否则会影响脚的血液循环,袜子的内部接缝不能太粗糙,否则会对脚造成伤害;要做到每天更换。

(4)泡脚要适度:每天用温水(不超过 37℃)和无刺激性的浴皂洗脚;在洗脚之前,用肘部先试一试水温是否过热或用温度计测量水温,浸泡时间不宜过长,以不超过 15 分钟为宜,长时间浸泡可降低皮肤的防御能力。洗完脚之后,用颜色淡、柔软、吸水性强的毛巾轻轻地擦干,特别是足趾缝间要避免擦破,以防发生微小的皮肤损伤;仔细观察毛巾上是否有血迹或脓迹,如果发现有血迹或脓迹,应该及时去医院就诊。

(5)保护皮肤:使用皮肤护理膏或霜滋润皮肤,同时适当按摩足部,注意不要将护理霜涂抹于足趾间或溃疡伤口上。严重的足跟皲裂,可以使用含尿素的特殊皲裂霜。

(6)剪趾甲要小心:水平地剪趾甲;由专业人员修除过度角化

的组织;一旦有问题,应及时找专科医生或护士寻求帮助;细心修剪趾甲;剪趾甲时应注意,避免边上剪得过深;剪去尖锐的部分,不要让趾甲长得过长。

(7) 运动要适当:坚持规律运动。形式可舒缓,可选散步、慢跑、自行车等运动。时间要适中,半个小时为宜;运动量要适中,不可过度运动。

(8) 伤口要及时处理:若发现脚部有破损,正确的处理方法是用清水或盐水清洗后轻轻擦干,用酒精消毒后,纱布覆盖,每天更换敷料。若伤口未好转,应及时就医。

【专家建议】

(1) 糖尿病患者每年应进行全面的足部检查,包括足是否有畸形、胼胝、溃疡,皮肤颜色变化,足背动脉和胫后动脉搏动,皮肤温度以及有无感觉异常等。

(2) 对于糖尿病程较长或合并有眼底病变、肾病等微血管并发症的患者,应该每隔3~6个月复查一次。

(3) 所有罹患周围神经病变的患者都应接受足部护理的教育,以降低发生足部溃疡的概率。

小贴士

血糖一般不会急速升高,特殊情况如感染、外出等需密切监测血糖。一旦发现血糖升高,想办法让其降下来,如减少饮食、增加运动、调整降糖药物剂量等,若无效,应及时到医院就诊。

突然出现以下症状时应考虑脑卒中的可能：

（1）一侧肢体（伴或不伴面部）无力或麻木。

（2）一侧面部麻木或口角歪斜。

（3）说话不清或理解语言困难。

（4）双眼向一侧凝视。

（5）一侧或双眼视力丧失或模糊。

（6）眩晕伴呕吐。

（7）既往少见的严重头痛、呕吐。

（8）意识障碍或抽搐。

下列情况应注意辨别有无肾病：

（1）患者若出现泡沫尿、双下肢水肿，须尽快就医。

（2）患1型糖尿病5年以上需每年筛查微量白蛋白尿，2型糖尿病患者在发现糖尿病的同时即需开展糖尿病肾病的筛查。

（3）发现蛋白尿不要焦虑，注意检查尿常规，排除是否存在尿路感染。

建议糖尿病患者每年做一次下肢动脉彩色多普勒超声检查，以及早发现血管病变。

有动脉硬化的糖尿病患者，尤其是老年患者，平时除应注意控制血压、血脂及血糖外，还要注意保暖，避免皮肤损伤。

五、大血管病变不容忽视

张女士,68 岁,于 12 年前诊断为 2 型糖尿病,患病期间未正规治疗,于昨天清晨起床后发现口眼歪斜,说话"大舌头",遂来院就诊。入院后诊断为脑梗死,糖尿病。

1. 什么是糖尿病并发大血管病变?

糖尿病并发大血管病变:糖尿病患者比正常人更容易产生动脉粥样硬化,而且发展迅速,从而导致冠心病、脑血管意外和下肢坏疽等。据报道,在过去患有周围血管疾病的患者中,20％发现合并有糖尿病,而在糖尿病患者中发现有间歇性跛行、肌肉和皮肤萎缩以及下肢坏疽等症状者也比正常人要多。所以证实有周围血管疾病的患者应该进一步检查是否有糖尿病的存在。目前认为大血管病变的发生与患者的年龄、糖尿病的病程及糖尿病控制的程度有关。

2. 如何预防大血管病变?

糖尿病患者应规范化治疗,严格控制血糖并定期检查有无并发症。检查方法有冠状动脉造影、CT 等。

血管病变早期检查的三种方法:

(1)检查全身血管状况。做这项检查时,就像量血压一样,只要把袖套套到你的手腕和脚腕上就可以了。这是测量动脉僵硬度的一个检查,它通过脉搏波的传导速度来检测动脉僵硬程度如何。

103

另外,它还可以判断下肢动脉是否通畅。

(2) 检查全身大中型动脉。在做这项检查时,只要把这个夹子夹到手腕上,再把两个像电极一样的东西,一个放在颈部,另一个放在大腿根部就可以了。这项检查反映大中型动脉的弹性,可以预测冠状动脉有没有狭窄,评价冠状动脉的狭窄程度,这是局限于心和脑血管的评估。

(3) 检测颈动脉。做这项检查时就好像给颈动脉做了个 B 超,颈动脉的僵硬程度如何、是否狭窄都可以通过这个方法检查出来。颈动脉是为大脑供血的重要通道,了解它是否健康十分必要。

◈ 六、糖尿病肾病可远离

案 例

任伯伯,53 岁,于 8 年前诊断为 2 型糖尿病,患病期间血糖控制不佳。最近起床小便时发现小便表面漂浮着一层细小泡沫,观察后发现泡沫很久都不消失,遂来院就诊,诊断为糖尿病肾病。

1. 什么是糖尿病肾病?

糖尿病肾病是指由糖尿病所致的慢性肾脏病,主要表现为尿白蛋白/肌酐比值(UACR)$\geqslant$30 mg/g 和(或)估算的肾小球滤过率(eGFR)$<$60 ml·min^{-1}·1.73 m^{-2},且持续超过 3 个月。

2. 如何预防糖尿病肾病?

(1) 合理安排饮食:

糖尿病患者每天能量摄入按 25～30 kcal/kg 计算,可根据体重、活动量、年龄、性别、应激情况进行调整,对于肥胖患者应相应减少热量摄入。可选择低盐、低钾、低糖、低脂肪及高纤维的饮食,并适当补充钙、铁、锌等微量元素。如果糖尿病患者尿检已显示有微量蛋白尿,应尽量减少食用或禁食豆类及坚果等植物蛋白含量高的食物,以免增加肾脏的负担,可摄入适量牛奶、鸡蛋和瘦肉等动物蛋白含量高的食物,以满足机体的需要。

（2）控制血压:

高血压可对肾脏造成一定的损害。因此,糖尿病患者需保持血压稳定,才能有效地预防糖尿病肾病。患者应严格限制盐的摄入,并忌烟酒,以保证血压的稳定。此外,患者还可使用钙离子通道阻滞剂、血管紧张素转化酶抑制剂(ACEI)和血管紧张素Ⅱ受体阻滞剂(ARB)等药物进行治疗,这些药物能有效地减少细胞基质的分泌,并促进其降解,从而对肾脏起到保护作用。

（3）控制血糖:

预防糖尿病肾病要从源头抓起。早期干预、良好的血糖控制是避免和减缓肾病进展的重要手段。控制血糖在正常范围可使增高的肾小球滤过率恢复正常,阻止肾脏微血管病变的发生与发展。糖尿病患者在日常生活中,不仅要严格控制饮食,还要在医生的指导下按时服用降糖药进行治疗。在此,应牢记 3 个达标:①空腹血糖必须控制在 6.1 mmol/L 以下;②餐后 2 h 血糖控制在 8.0 mmol/L 以下;③糖化血红蛋白控制在 7% 以下。

（4）改变生活方式:

吸烟是糖尿病患者尿白蛋白进展和肾功能下降的独立危险因素,戒烟或减少吸烟是预防和延缓糖尿病肾病的重要手段。

（5）避免肾损伤的药物：

目前临床常见的肾毒性药物包括某些抗生素（氨基糖苷类、青霉素类、头孢菌素类、两性霉素 B、抗结核类、磺胺类药物等）、非甾体抗炎药、抗肿瘤药物、对比剂、某些中草药（马兜铃酸、木通等）。对于糖尿病患者，应尽量避免使用此类药物，如因疾病需要必须使用时，应严格掌握用药剂量及疗程，避免滥用及联用上述药物，同时加强肾功能监测。

（6）定期检查：

糖尿病患者需定期复查，定期到医院进行血肌酐、尿微量白蛋白和尿蛋白的定性及 24 h 尿蛋白定量等相关的检查，并严密监测血压的变化，以便及时发现可能出现的肾脏病变。

第十章 中医调理

◆ 一、慢性疲劳综合征的中医自我调养

"唉,累死我了!"这是我们每个人都可能有过的疲劳体验。但是,在正常情况下,只要休息一段时间,很快便可以恢复。

如果你听到某个家人、朋友或同事经常在晨起上班时发出这样的感叹,而他/她的这种累不能通过休息得到缓解,并且工作强度也不大,又绝非体力劳动者,那你要提醒这位家人、朋友或同事,他/她可能并不是普通的疲劳,而是患上了一种称为"慢性疲劳综合征"的疾病。

慢性疲劳综合征是人体的一种亚健康状态,主要表现为:肌体疲劳、精神紧张,以及轻度的心、肺、脑、消化和内分泌功能异常。常见的症状有:疲倦乏力、肌肉酸痛、烦躁失眠、注意力不集中、健忘,以及性功能减退、心率增快、头晕、胸闷、心悸等。

慢性疲劳综合征只是人体功能开始出现异常的一种预警反应。由于每个人所处的环境和身体条件不同,其发展的结果也有很大差异。例如,长期精神紧张、压力过大,可以导致人体大脑皮层持续兴奋、血液中血管紧张素大量增加,从而诱发高血压病和心脑血管疾病,严重者还可以发生猝死。此外,长期持续的过度疲

劳,可以导致人体的神经内分泌等发生异常。

1. 怎样判断自己是否患上了慢性疲劳综合征?

我们可以通过以下两大标准来对照衡量。

(1) 排除其他疾病的情况下疲劳持续 6 个月或者以上。

(2) 至少具备以下症状中的四项:①短期记忆力减退或者注意力不能集中;②咽痛;③淋巴结痛;④肌肉酸痛;⑤不伴有红肿的关节疼痛;⑥新发头痛;⑦睡眠后精力不能恢复;⑧体力或脑力劳动后连续 24 小时身体不适。

如果通过上述对照,高度怀疑自己患有慢性疲劳综合征,建议及时到医院进行干预。

2. 如何进行自我调养?

除了中医的辨证施治,该病的家庭自我调养对于疾病的痊愈也有着至关重要的影响。家庭自我调养大致包括情志调养、起居调养、饮食调养和运动调养 4 个方面。

(1) 情志调养:保持精神愉快,避免精神刺激和情绪波动。该病的发病以脑力劳动者多见,该类人群存在不同程度的思虑过度,中医讲"思则气结"。因此,面对生活中的应激事件,要学会自我减压,避免反复思量。

(2) 起居调养:中医讲"天人合一",所以要根据昼夜阴阳的变化进行合适的作息。日出而作,日落而息,机体阴阳才能如自然界的潮汐一般按时消长,气血才能正常循行。如《素问·生气通天论》云:平旦人气生,日中而阳气隆,日西而阳气虚,气门乃闭。

早晨太阳升起的时候,人们应该立即起床活动,以助阳气的生发;日暮阳气收藏的时候,就应及时休息安睡,以防阳气外泄。反此三时,形乃困薄。

如果经常熬夜或居无定时，违反阳气运行的规律而任意作息，身体就会困顿而衰败。

（3）饮食调摄：如属气虚为主者，宜适当服用添加有人参、黄芪、红枣、山药等具有益气作用的药膳。

如属气滞为主者，适当多食具有疏肝理气之品，如柑橘类、丝瓜、山楂、玫瑰花茶等。

另外，可适当多食宁心安神类食品，如百合、莲子、小麦、糯米，以改善睡眠质量，缓解疲劳。

（4）运动调摄：慢性疲劳综合征多发于脑力劳动者，相对于饮食、起居、情绪调养，运动疗法可能是最有效的治疗方法。

中医讲"久坐少气，久卧伤气"。对于该病高发的办公室一族，运动不仅可疏通气血、活动筋骨，使平时较少活动的肌肉得以松弛，还可提高心肺及免疫功能，同时通过专注于运动可转移负面情绪，改善心理应激状态。

运动方式采用强度较小的有氧运动。运动种类既可以选择耐力性运动，如散步、快走、慢跑、有氧舞蹈及有氧体操，也可选择放松性运动，如太极拳、八段锦、五禽戏。

此外，一些户外运动如小强度的篮球、羽毛球、乒乓球等球类、垂钓、登山、旅游活动等对慢性疲劳综合征患者增强体质、释放身心压力等有巨大作用。

◆ 二、脑卒中后遗症的中医康复调养

脑卒中是以突然昏厥、不省人事、半身不逐、言语不利、口舌歪斜为主要表现，好发于中老年人的一种常见病。中医学中因其具

有起病急骤、变化迅速,与风性善行数变的特征相似,故称为中风病。

1. 中风康复的必要性

近年来我国中风的患病率居高不下,存活者中致残率高达80%以上。中风后所遗留的残疾给社会和家庭带来了很大的经济负担。随着康复医学的发展和普及,以及患者对康复治疗的重视,使得患者早期就接受康复治疗,减少了患者的残疾,提高了生活质量。

2. 中药治疗

治疗中风病的中成药种类繁多,中医治疗要讲究辨证论治,中成药的选择也要有辨证论治的思想。中风病几种常见分型的中成药选择如下。

(1) 风痰阻络:

半身不遂,口舌歪斜,舌强言謇或不语,偏身麻木,头晕目眩,舌质暗淡,舌苔薄白或白腻,脉弦玄滑。

治法:熄风化痰,活血通络。

中成药:可选用中风回春丸、华佗再造丸、血塞通分散片、葛酮通络胶囊等。

(2) 风火上扰:

半身不遂,口面歪斜,舌强语謇或不语,偏身麻木,眩晕头痛,面红耳赤,口苦咽干,心烦易怒,尿赤便干,舌质红或红绛,舌苔薄黄,脉弦有力。

治法:平肝熄风,清热火。

中成药:天麻钩藤颗粒;若出现神志恍惚,为风火上扰清窍,可配合服用安宫牛黄丸或牛黄清心丸。

（3）痰热腑实：

半身不遂，口舌歪斜，舌强言蹇或不语，偏身麻木，腹胀、便干、便秘，头晕目眩，咳痰或痰多，舌质暗红或暗淡，苔黄或黄腻，脉弦滑或偏瘫侧弦滑而大。

治法：化痰通腑。

中成药：若痰热不化，上扰心神，可转化为痰热内闭清窍证，可用安宫牛黄丸。

（4）气虚血瘀：

半身不遂，舌强言蹇或不语，偏身麻木，面色㿠白，气短乏力，口角流涎，自汗出，心悸便溏，手足肿胀，舌质暗淡、舌苔薄白或白腻，脉沉细、细缓。

治法：益气活血。

中成药：步长脑心通、消栓肠溶胶囊、血栓心脉宁胶囊、消栓再造丸等。

康复介入时机：当患者生命体征平稳，神经系统症状不再进展48小时以后开始介入康复治疗。

3. 康复疗法

（1）头针疗法：根据病变部位选对侧运动区相应部位，下肢瘫配足运感区，失语者配言语区，感觉障碍者配对侧感觉区相应部位。

（2）推拿疗法：中风病早期按摩可以防止关节活动障碍、肌肉痉挛的发生，待患者急性期稳定后，推拿应该越早进行越好。推拿时避免对痉挛组肌肉群的强刺激是偏瘫按摩中应注意的问题。

（3）中药熏洗疗法：是利用药物煎汤，趁热在皮肤或患部进行熏蒸、淋洗和漫浴的一种外治法。机理：在皮肤或患部进行熏洗时,由于温热和药物作用,刺激神经系统和心血管系统,疏通经络、调和气血,促进血液循环,改善局部营养状况和全身机能,从而达到治愈疾病的目的。

中医康复调养在中风后遗症患者的养生调摄中,可能直接影响到患者的肢体功能恢复等生活质量的提升。中医功法可选择如八段锦、五禽戏、太极拳等。另外,必要时患者亦可口服中药汤剂对症调理。

◈ 三、八段锦与糖尿病

八段锦功法是一套独立而完整的健身功法,据传起源于北宋,至今已有 800 多年的历史。此功法分为八段,每段一个动作,故名为"八段锦",练习时无须器械,不受场地局限,简单易学,节省时间,健身效果显著。

八段锦是我国古老的健身气功之一,以"调养身心""调整作息""调节心境"为指导思想,动作简单易学,其通过八套肢体运动和呼吸吐纳等方法,能够起到舒筋通络,养气和血,调理脏腑、宁心安神的作用。临床观察表明,长期的八段锦锻炼能有效控制和调节血糖水平、降低糖化血红蛋白水平、改善血流,起到防治 2 型糖尿病的效果。

1. 八段锦口诀

(1) 两手托天理三焦(准备阶段):直立、双臂自两侧上举至头顶,两手手指相交叉,翻掌掌心托天,两足跟离地(吸气),复原(呼气)。反复做 16 次。

(2) 左右开弓似射雕:两腿分开稍稍弯曲,两臂平举胸前,眼看一手伸出射箭状,一手用力向后拉并握拳(吸气),复原(呼气)。如此一左一右,反复做 20 次。

(3) 调理脾胃单臂举:腿骑马式,一手上举过头顶,掌心向上,一手下按斜侧腿的膝盖,腿一直一弯,眼看直腿的脚趾。上举和下按时吸气,还原时呼气,反复做 20 次。

(4) 五劳七伤往后瞧:直立,头慢慢左转,眼望后方(吸气),复原(呼气)。再向右做同样的动作,反复做 16 次。

(5) 摇头摆尾祛心火:左脚成弓步,右腿伸直,两臂置于后腰,两手紧握,臀部摆向左,头转向右,自然呼吸。臀部摆向右方向时,腰直吸气,练法同左式。反复做 16 次。

(6) 两手攀足固肾腰:直立,上体前屈膝盖挺直,两手握两足尖,头略抬高,随后恢复直立。再两手背抵住后腰,上体后仰,复原,自然呼吸。反复做 16 次。

(7) 攒拳怒目增气力:两足开立同肩宽,手举至头顶,用力握拳,拳眼相对,拳心向前,瞪眼怒目。双拳一开一握,握拳时脚跟提起(吸气),松拳复原(呼气)。反复做 16 次。

(8) 背后七颠百病消(结束收尾):两脚分开与肩宽,上身端直,两眼平视,两臂一举一落,举臂时手握拳打后腰眼部位,转头看后脚跟。左右转头拍打各 16 次。

2. 八段锦的功效与作用

八段锦具有很好的功效与作用,可以强身健体、增加抵抗力、防治多种疾病。

(1) 消除疲劳:八段锦第一式"两手托天理三焦",从动作上看是四肢和躯干的伸展运动,和伸懒腰很相似,可以加强四肢和躯干的伸展活动,影响胸腹腔血流的再分配,有利于肺部的扩张,使呼吸加深,吸进更多的氧气,对消除疲劳有一定的作用。

（2）矫正肩背：八段锦的"两手托天理三焦"动作是全身的伸展活动,又伴随深呼吸,可以调理内脏各部,对腰背肌肉骨骼有良好作用,有助于纠正肩内收和圆背等不良姿势。所以经常伏案学习和工作的年轻人也可以练一练八段锦。

（3）加强身体血液循环：八段锦第二式"左右开弓似射雕",这一动作的重点在胸部,用中医术语来说就是重点在上焦。这段动作影响所及,包括两手、两臂和胸腔内的心肺,通过扩胸伸臂可以增强胸肋部和肩臂部肌肉,加强身体血液循环,有助于进一步纠正姿势不正确所造成的病态。

（4）调理脾胃、防治肠胃病：八段锦第三式"调理脾胃单臂举",这段动作是一手上举,一手下按,上下用力对拉,使两侧内脏器官和肌肉进一步受到牵引,特别是肝、胆、脾、胃,使胃肠蠕动和消化功能得到增强,久练有助于防治胃肠病。

（5）增强头部血液循环：八段锦第四式"五劳七伤向后瞧",这一动作是头部反复向左、向右转动,眼球尽量往后看,显然是一种头部运动。头部运动对活跃头部血液循环、增强颈部肌肉活动有较明显的作用,有助于预防和治疗颈椎病,保持颈部肌肉正常的运动功能,改善高血压和动脉硬化患者的平衡功能,减少眩晕感觉,而且对消除大脑和中枢神经系统的疲劳和一些生理功能障碍等也有促进作用。

3. 八段锦不适合什么人？

不明病因的急性脊柱损伤或有脊髓症状的人不宜练习。

不明病因的急性脊柱损伤,就是不知道是何种原因导致腰突然不能动了,或者腰部突然出现疼痛,此时不能轻易练功,以免因练功加重脊柱损伤。

另外,有脊髓症状的患者也不要随意练习,要谨听医嘱,由医生来决定锻炼的时间和方法。

患各种骨骼病者以及骨质疏松者不宜练功,因为容易损伤骨骼,加重病情。

严重的心、脑、肺疾病患者和体质过于虚弱者不宜练功。

小 贴 士

　　糖尿病的运动疗法需要一种长期有效的有氧运动。八段锦历史悠久,是一个简单、方便、可行的运动,属于一项低、中强度的有氧运动;练习不受年龄及空间的限制,操作方便,且持续时间较长,具有一定的运动量;能有效消耗体内多余的脂肪,增强胰岛素的敏感性,可较好地改善糖尿病患者的血糖、血脂和胰岛素抵抗情况,缓解长期处于疾病中的焦虑情绪。

第十一章　心理调整

一、心情不佳病加重

案　例

患者一，36 岁，初次发现糖尿病，血糖控制不佳，查糖化血红蛋白 11％，身高 175 cm，体重 50 kg，面色苍白，神情紧张，体重下降明显。"为什么医生让我吃的药我都吃了，血糖还是不好呢？"

其实，糖尿病患者控制血糖很重要的一点就是要有积极向上的心态。心理压力过重，容易导致食欲不振，又因思虑过重，日常生活缺少运动，生活作息没有规律，使血糖难以得到控制。

那么心理的因素会给我们糖友们体内的内分泌情况带来什么样的影响呢？糖尿病属于身心疾病，可引起抑郁和焦虑等，继而又加重糖尿病，形成恶性循环。如果放任不管，加重负面情绪，会使得病情加重，生活工作一团糟，甚至减寿。

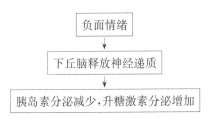

那么,如何判断自己的心理健康与否呢?国内学者马建青于1992年从临床的角度提出心理健康的7条标准。

(1) 智力正常:智力是人的观察力、注意力、想象力、思维力和实践活动能力等的综合。智力正常是人正常生活最基本的心理条件。智力低下者在社会适应、学习、工作、生活中会遇到障碍,容易产生心理不平衡,而导致自卑和抑郁的产生。

(2) 善于调控情绪:情绪在心理健康中起着重要作用。心理健康者能经常保持愉快、开朗、自信、满足的心情,善于从生活中寻求乐趣,对生活充满希望。更重要的是情绪稳定性好,具有调节控制自己的情绪以保持与周围环境的动态平衡的能力。

(3) 具有较强的意志:意志特征在人的个性中占有重要地位,也是心理是否健康的重要表现,健康的意志品质主要表现在自觉性高,果断性强,坚韧性大,自制性好。

(4) 人际关系和谐:个体的心理健康状况主要是在与他人的交往中表现出来的。和谐的人际关系既是心理健康不可缺少的条件,也是获得心理健康的重要途径。

(5) 能动地适应和改造现实环境:一个心理健康的人,其心理行为能顺应社会文化的进步趋势,能动地适应和改造现实环境,具有积极的处世态度,与社会广泛接触,对社会现状有较清晰和正确的认识,以达到自我实现与对社会奉献的协调统一。

（6）人格完整与稳定：人格是个体比较稳定的心理特征的总和。心理健康的最终目标是使人保持人格的完整性和稳定性，从而培养健全的人格。

（7）心理行为符合年龄特征：人的心理行为表现应与生理发展阶段相符。

保持积极乐观向上的糖友，配合医生给的控糖方案，加上自律的生活方式，一定可以很好地控制血糖！

◈ 二、内心强大方能战胜"糖魔"

案 例

患者二，39岁，患糖尿病1年，血糖控制不佳，精神萎靡，查糖化血红蛋白9％。"努力吃药，运动，尽量少吃东西，血糖还是不能很好达标，我是不是再也不能好好生活了？我是不是太没用了……"

患者在进行了抑郁和焦虑量表测评后，判断自己出现了抑郁症状，他对自己控制血糖失去了信心，很需要和糖友们进行交流，重拾控制血糖的信心，从而积极、正确地控制血糖。

在我们的生活奔向小康的途中，得糖尿病的人越来越多，五个里面就有一个，一定要相信你不是孤军奋战。

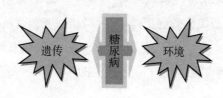

糖尿病是遗传和环境因素共同作用的结果,气愤、埋怨、焦虑,甚至抑郁,都只会使病情更严重。

我们对糖尿病要坦然面对,积极应对,怀疑不如接受,家人、患者共同积极面对,医护人员协助指导相关日常生活,一起携手控糖,将"糖魔"画地为牢,再也不能随意出来四处为祸。

三、糖尿病是可以良好控制的,关键在于自己

案 例

患者三,54 岁,患糖尿病 13 年,血糖控制良好,精神饱满,查糖化血红蛋白为 6％,未出现并发症。"我仅仅吃二甲双胍,靠自己规律的生活方式,血糖控制达标,现在对日常生活也没有太大的影响,全家一起吃健康餐,因祸得福,大家都能一起预防心血管疾病啦!"

在这个时代,吃药、打针能够有效帮助控制血糖,延缓并发症的发生。学会和糖尿病一起生活其实没那么难,就像每天刷牙洗脸一样,习惯就好了。

糖尿病是可以良好控制的,关键在于自己。患病十几年、几十年的有很多,生活同样丰富多彩。

糖尿病虽不能治愈,但可以控制,只要血糖长期平稳达标,同样可以开心生活。

下面将该患者的生活宗旨分享给大家。

我的血糖，我做主	勤检查，用对药
管住嘴，迈开腿	戒烟酒，拒白粉
放宽心，睡好觉	爱学习，善管理

四、成就健康的心理，一起改变糖尿病

学习糖尿病知识，拥有正确的认知。

端正抗糖的态度，了解自己的病情。

听取医生的忠告，重视亲人的帮助。

寻求病友的鼓励，开始积极的行动。

持之以恒不松懈，养成抗糖好习惯。

良好控制糖尿病，延年益寿身心健。

第十二章　妊娠与糖尿病护理

◈ 一、孕前准备

1. 1型糖尿病患者应加强自我管理

案　例

　　小兰今年27岁，已经患1型糖尿病4年了，平时靠吃药来控制血糖。因为小兰经常锻炼，定时监测血糖，生活习惯规律，所以血糖保持在一个平稳的水平。现在她开始备孕了，但是很担心1型糖尿病不好控制，影响宝宝，她该怎么办？

　　（1）孕前准备：血糖高可能会导致自然流产概率增加，易合并感染、酮症酸中毒，胎儿在子宫内过大易导致难产、胎儿畸形等不良妊娠后果。怀孕后体内激素和代谢发生变化，怀孕期间的1型糖尿病患者血糖控制难度会加大，同时怀孕会极大地加重孕妇的心血管负担，导致高血压、蛋白尿，甚至子痫、心力衰竭等危急情况。

　　因此，在怀孕之前，1型糖尿病患者应做好哪些孕前检查？

　　根据以上检查结果，在孕前总结出一套适合自己的血糖控制

常规的孕前检查：B超检查、优生优育检查、体重控制

近期血糖控制情况：是否有多次发作的低血糖，如饥饿、出冷汗现象

糖尿病慢性并发症：是否已并发糖尿病肾病、视网膜病变

方案，让血糖、血压和身心状态处于良好水平，才能为接下来的怀孕做好准备。

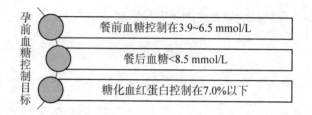

孕前血糖控制目标

餐前血糖控制在3.9~6.5 mmol/L

餐后血糖<8.5 mmol/L

糖化血红蛋白控制在7.0%以下

（2）孕期管理：怀孕后，除了定期产检外，1型糖尿病患者还应该重点将血糖控制在理想状态。

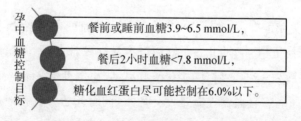

孕中血糖控制目标

餐前或睡前血糖3.9~6.5 mmol/L，

餐后2小时血糖<7.8 mmol/L，

糖化血红蛋白尽可能控制在6.0%以下。

由于不同孕期对于胰岛素需求量的不同，应该在医生指导下根据血糖情况调整胰岛素用量，在不引起低血糖症状的前提下尽量使血糖达标。

（3）1型糖尿病的孕期管理还有其他注意事项：

● 1型糖尿病病友孕期需要依靠胰岛素皮下注射控制血糖。

● 怀孕后由于体内的血容量增加，血压升高，使得心血管的负荷增大。因此，1型糖尿病病友需要进行控制血压的治疗，争取将血压控制在 130/80 mmHg 以下。

● 1型糖尿病病友怀孕期间的饮食可实行少量多餐，每日分5～6餐，口味建议以清淡少油为主，保证自己和胎儿的营养但又不能营养过剩。辅助营养品应该在医生指导下服用，禁止盲目服用营养品。

● 提防并发症的产生。

小贴士

　　1型糖尿病病友在怀孕期间需要更加关注自己的健康状况，严密监测、严格控制血糖。在进行自我管理的同时，也要与专业医务人员密切合作，为即将出生的宝宝营造稳定、良好的发育环境，也为自己顺利度过孕期提供有效帮助。

2. 2型糖尿病患者如何备孕？

案 例

　　笑笑在25岁体检时因为体形较胖发现血糖升高，被诊断为糖尿病，一直靠吃降糖药控制血糖。去年结婚后到现在她一直没敢要孩子。糖尿病患者能要宝宝吗，她应该怎么办？

随着生活条件的改善和饮食结构的变化,糖尿病在我国的患病率越来越高,患病年龄也趋于低龄化,很多年轻人并不是常见的1型糖尿病,而是由于肥胖或胰岛素抵抗等问题发生的2型糖尿病。所以,2型糖尿病患者该如何备孕呢?

（1）全面评估病情,了解自己的身体状况。

● 糖尿病类型确认:查胰岛β细胞功能及糖尿病相关的抗体等。

● 糖尿病控制状况评估:检查糖化血红蛋白、血清白蛋白,监测日间三餐前后和睡前血糖,验血脂,监测血压等。

● 并发症评估:了解有无酮症等急性并发症,有无视网膜病变、肾脏病变和周围神经病变等慢性微血管并发症,了解大血管有无问题。

（2）调整降糖方案,争取早日达标。

● 在血糖未得到满意控制之前应避孕。

● 准备生育的2型糖尿病患者,需要停用原来的口服药物,换用胰岛素控制血糖。调整过程可以在门诊医生的指导下进行,也可以在持续血糖监测系统的严密监测下进行。

（3）建立正常月经,增加受孕机会:由于多数2型糖尿病女性体形偏胖,容易同时患多囊卵巢综合征,出现月经紊乱甚至闭经。这种情况是不容易怀孕的。要先经内分泌科和妇产科医生诊治,在医生的指导下应用改善胰岛素抵抗的药物,改善体内的雌激素和雄激素比值。

3. 妊娠糖尿病高危人群应高度警惕

·········· 案 例 ··········

小林怀孕后,全家人都沉浸在她成为准妈妈的喜悦中,妈妈给她准备了各类高脂、高蛋白的食物来补充营养,也很少让她做家务。在家人的细心照料下,她体重一下上涨了 20 kg。产检时进行糖尿病筛查,被告知血糖高,已达到妊娠糖尿病的诊断标准。妊娠糖尿病到底是什么?

妊娠糖尿病是指在确认妊娠后,首次发现的各种程度的糖耐量减低或糖尿病。无论分娩后上述情况是否持续存在,都应视作妊娠糖尿病。

妊娠糖尿病如果未能及时发现和治疗,对孕妇及胎儿都会造成严重的不良后果。因此,要让妊娠糖尿病高危人群,在怀孕前就开始接受糖尿病健康教育并进行孕前检查。一旦怀孕,更要及时进行妊娠糖尿病的筛查,尽早识别出妊娠糖尿病。

对于妊娠糖尿病高危人群,可以采用如控制体重、饮食管理、加强运动等适当的预防措施,尽可能减少其发生糖尿病的机会。

妊娠糖尿病的危险因素包括:

(1) 高龄孕产妇:年龄≥30 岁,尤其是 35 岁以上的孕产妇,发生率明显高于年轻者,为 25 岁以下的 5 倍之多,因而生育年龄不宜过晚。

(2) 超重或肥胖:常用 BMI 来衡量体重是否合适。BMI＝体重(kg)除以身高(m)的平方;BMI 19～24 kg/m^2 为合适体重,BMI＞24 kg/m^2 为超重;BMI 越高说明肥胖越严重。

(3) 家族史:家族一级亲属中有患糖尿病者。

（4）母亲出生时低体重：母亲在出生时，如是足月、低体重，则不仅易患妊娠糖尿病，日后也易患2型糖尿病。

（5）不良孕产史：既往有不明原因胎死宫内史、畸形胎儿史、巨大儿史、妊娠糖尿病史。

（6）其他：孕前有月经不调、多囊卵巢综合征等病史，孕期体重增加过多，反复发生外阴阴道念珠菌病等。

（1）妊娠早、中期由于孕妇对葡萄糖利用和胎儿摄取葡萄糖增加等原因，导致空腹血糖降低，造成检查失真。因此，孕中复查要掌握合适的时间，在妊娠24～28周进行糖尿病筛查。如果有家族糖尿病遗传史，建议提早到20～24周进行。

（2）如果首次就诊在妊娠28周以后，建议尽早进行妊娠糖尿病筛查。

二、孕中诊治

案 例

王女士36岁怀孕，自认是高龄产妇，所以一怀孕便辞去了工作在家待产。随后每天不断地进补大鱼大肉跟营养品，饭后进食大量的水果，生怕胎儿营养不够影响发育。怀孕才短短两个半月，体重就上升了12.5 kg，到院检查发现血糖升高，确诊了妊娠糖尿病，她非常焦虑。妊娠糖尿病到底是什么？

1. 妊娠糖尿病

随着生活水平不断提高,生育年龄推迟,体重指数大、营养过剩的孕妇越来越多,妊娠糖尿病的发生率也逐渐增加。由于妊娠糖尿病对母婴危害大,可影响两代人的健康,因此及早发现和确诊妊娠糖尿病非常重要。

妊娠合并糖尿病包括孕前糖尿病和妊娠糖尿病,孕前糖尿病可能在孕前已确诊或在妊娠期首次被诊断。

2. 妊娠糖尿病的诊断标准

(1) 首次产前检查空腹血糖≥7.0 mmol/L,HbA1c≥6.5%,OGTT 负荷后 2 小时血糖≥11.1 mmol/L,或任意血糖≥11.1 mmol/L,且有糖尿病典型症状者,即可诊断为孕前糖尿病。

空腹血糖在 5.1~6.9 mmol/L,应诊断为妊娠糖尿病。

(2) 75 g 口服葡萄糖耐量试验(OGTT):①服糖水前血糖(即空腹血糖)≥5.1 mmol/L;②服糖水后 1 小时血糖≥10.0 mmol/L;③2 小时血糖≥8.5 mmol/L。

任何一项血糖值达到或超过上述界值时,即诊断为妊娠糖尿病。

3. 妊娠糖尿病患者的饮食与运动

(1) 孕期适度饮食原则是既要保证孕妇和胎儿的营养需要,又要有效控制高血糖,以保障胎儿的正常生长发育。保证足量的碳水化合物、蛋白质摄入,脂肪摄入不宜过高,也不宜控制太严,减少反式脂肪酸的摄入,饮食中可以五谷、根茎及豆类为主要来源,多选用富含膳食纤维的燕麦片、荞麦面等粗杂粮,以及新鲜蔬菜、藻类食物等。

(2) 选择血糖生成指数低的食物,降低餐后血糖负荷。碳水化合物是餐后血糖的主要来源,为避免餐后血糖过高,要控制碳水化合物的摄入量,即不要吃过多的主食和水果。水果中的草莓、菠萝和猕猴桃等,因可溶性纤维素和矿物质含量高,应优先选用;而香蕉、甘蔗、龙眼和葡萄含糖量较高,故不宜多吃。减少食用蔗糖等精制糖或由此制作的精细食物。

(3) 合理安排总热量,少食多餐,每天分 5～6 次进餐,控制孕期体重增长。从体重控制的角度来讲,整个孕期体重增长 10～12 kg 为宜。较理想的增长速度为:妊娠早期(12 周之前)增长 1～2 kg,妊娠中期(12～28 周)及晚期(28 周以后)每周增长 0.3～0.5 kg(肥胖者每周增长 0.3 kg)。

(4) 每周 3～4 次运动,运动形式以步行、孕妇操为益,且运动量从小开始,刚开始可以选择 10 分钟左右的步行,以后逐步延长到 30 分钟左右。妊娠糖尿病孕妇必须配合一定量的体育锻炼,不要太剧烈,但应整个妊娠过程都要坚持。

(5) 若孕前有糖耐量异常史,及早复查血糖或进行葡萄糖耐量试验。

小贴士

孕期运动的注意事项如下。

(1) 良好的运动环境:室内要保持空气流通,室外选择花草茂盛、人车较少的地方,气温太高或太低时应暂停锻炼。

(2) 运动时穿宽松的衣服、合适的胸罩和合脚的软底平跟鞋。

(3) 运动时不宜过热,锻炼后腋下体温不宜超过 38.3℃,运动后沐浴注意保暖。

（4）补充足够的水分和营养，以满足孕期运动的需要。

（5）当运动中出现下腹疼痛、气短、阴道出血、疲劳、眩晕、心悸、气促、头痛、胸痛、有疼痛感觉的宫缩、视物模糊、胎动减少、腓肠肌疼痛肿胀等情况时，应立即停止锻炼，必要时咨询医生。

三、孕期糖尿病产后护理

案 例

小红在怀孕时确诊妊娠糖尿病，在怀孕期间，经常锻炼，控制饮食，生活习惯规律，定时监测血糖，按医嘱胰岛素皮下注射，所以血糖保持在一个平稳的水平，现产下一女婴，母女平安。小红想知道妊娠糖尿病在产后的血糖控制方案是否与产期一样，特别是胰岛素注射剂量，还有孕期血糖控制对宝宝的影响。

1. 新生儿产后注意要点

（1）孕妇孕期高血糖，新生儿在产后易发生低血糖，生后 2～6 小时需要常规测血糖。

（2）鼓励母乳喂养。

（3）新生儿要保持皮肤清洁，以防皮肤感染；观察脐部反应、分泌物多少及脱落时间。保持母婴病房空气新鲜，防止呼吸道感染。

2. 孕期糖尿病产后护理要点

(1) 孕期高血糖对母儿两代人的影响不因妊娠终止而结束。产后产妇复查血糖和葡萄糖耐量恢复正常者视为糖尿病高危人群,产后仍应适当控制饮食,加强运动,防止发展为糖尿病。

(2) 产后妊娠糖尿病停用胰岛素,孕前糖尿病和妊娠期显性糖尿病胰岛素剂量至少减少 1/3。

(3) 孕前糖尿病产后血糖管理:同普通人群,妊娠期显性糖尿病产后需要重新评估糖尿病类型及糖代谢状态。

(4) 妊娠糖尿病产后血糖管理:需进行短期及长期随访,母儿两代人代谢相关疾病风险均明显增加。

(5) 妊娠糖尿病随访:产后 6~12 周行 75 g OGTT 评估糖代谢状态。产后 1 年再行 75 g OGTT 评估糖代谢状态。

小 贴 士

(1) 所有糖尿病患者应计划妊娠。

(2) 孕前评价糖尿病控制状态及慢性并发症的情况。

(3) 建议糖尿病患者实行计划妊娠,以减少先天异常的风险。

(4) 所有未被诊断糖尿病的孕妇于孕周行一步法筛查。

(5) 推荐自我血糖监测(空腹和餐后),根据个体情况调整监测频率及时点,以实现血糖控制及预防低血糖风险。

(6) 生活方式改变是孕期糖尿病治疗的基础,如果不能达到治疗目标,应该加用药物治疗。

(7) 怀孕时首选药物是胰岛素,所有口服药物均缺乏长期安全性的数据。